北京按摩医院
孔安安 主编

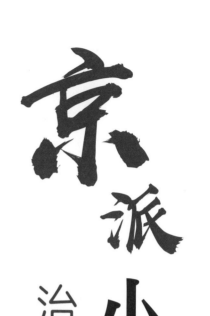

京派小儿推拿

治疗15种常见病

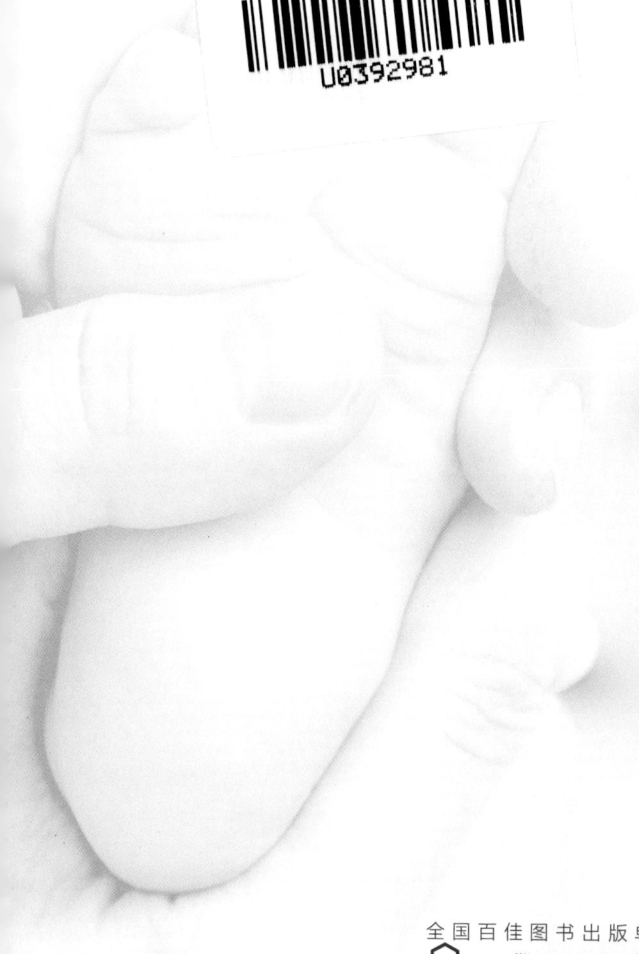

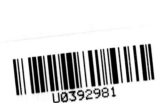

全国百佳图书出版单位
化学工业出版社
·北京·

编写人员名单

主　　编　孔安安

副 主 编　高正文　吴俐萩

编写人员　孔安安　高正文　吴俐萩　胡钰倩　张丽佳　樊　华

审　　定　张鸿雁　邱丽漪

图书在版编目（CIP）数据

京派小儿推拿治疗15种常见病 / 孔安安主编. —北京：化学工业出版社，2021.6（2024.1重印）

ISBN 978-7-122-38871-1

Ⅰ.①京…　Ⅱ.①孔…　Ⅲ.①小儿疾病－常见病－推拿　Ⅳ.①R244.15

中国版本图书馆CIP数据核字（2021）第062202号

责任编辑：高　霞　杨骏翼　　　装帧设计：史利平
责任校对：赵懿桐

出版发行：化学工业出版社（北京市东城区青年湖南街13号　邮政编码100011）
印　　装：北京缤索印刷有限公司
710mm×1000mm　1/16　印张6¾　字数97千字　　2024年1月北京第1版第2次印刷

购书咨询：010-64518888　　　售后服务：010-64518899
网　　址：http://www.cip.com.cn
凡购买本书，如有缺损质量问题，本社销售中心负责调换。

定　　价：48.00元

前言

京派洪氏小儿推拿距今有近七十年的历史，创始人洪学滨主任医师是北京按摩医院特色老专家之一，享受国务院政府特殊津贴待遇。京派洪氏小儿推拿以内科、骨伤、神经损伤类疾病的推拿治疗为主，形成了“整体取穴，重在督俞”“辨别病证，分步施则”“因体而异，治法详分”等学术思想。

“整体取穴，重在督俞”是指洪老擅用督脉及背俞穴治疗疾病。督脉是人体气血聚集的必经之地，阴阳升降的必由之路，督脉两侧是脏腑精气运行的背俞穴，在上述经穴上取穴治疗，可更确切地起到疏通气血、调和脏腑的作用。如治疗小儿发热，除了常见的清热手法，洪老还常用推督脉、在督脉及背俞穴揪痧挤痧的方法，收到很好的临床疗效。

“辨别病证，分步施则”是指洪老坚持辨证论治，根据疾病的趋势和变化分步治疗，以适应儿科疾病瞬息万变的特征。如对平日消化不良又感冒的患儿，洪老根据其多是脾虚健运失常而致食积内滞、气虚于内又滞于中，故皮毛失荣、卫外失司而易于外感的病机，采用“散寒祛邪—消食化积—祛积调胃”的辨证三步法。

“因体而异，治法详分”是指在治疗时要考虑每个患儿的年龄、体质、受治能力以及疗效反应等。比如针对年龄小、不愿配合的孩子，起初治疗多在腰背督俞穴给予持续、柔和的刺激，待患儿慢慢适应后，再增加手部、头面部这些孩子容易抵抗的部位，让孩子能够平和地接受治疗，以达到更好的疗效。洪老还有自己的诸多特色手法如快速分合法、揪痧法等，使洪氏小儿推拿起效更快，临床疗效更显著。

笔者从 2013 年开始跟随洪老的亲传弟子张鸿雁、邱丽漪等学习，随后拜张鸿雁老师为师，并经常去看望生病在家休养的洪老，每次去洪老都毫无保留地手把手教我们。告诉我们要勤练指功，并示范怎么练，“要想手法好，指功不可少”；教我腕关节错缝的复位手法，让我在他手上操作，以确保我学会了……至今想起仍历历在目，感恩怀念！洪老还总不忘跟我们强调，先学习做人，再学习做事。洪老从医五十余年，接诊患儿无数，赢得了无数家庭的信赖与感激，有些家庭祖孙三代都请洪老看过病，爷爷小时候请洪老师诊治过，等到父辈出生时得病了，还找洪老师给治疗，现在小孙子出生了，遇到咳嗽发热拉肚子，依然来请洪老师诊治。洪老之所以有这么多的忠实患者，不仅仅源于洪老师精湛的医术，更得益于洪老崇高的医德。这几年笔者与洪老的其他弟子们总结了很多洪老的经验，先后出版了《京派洪氏小儿推拿》《按动推拿流派》《洪学滨小儿按摩经验集》，其中《京派洪氏小儿推拿》还制作了英文版，将洪老的经验传授至海外。希望我们总结整理的内容能造福更多的患者和家庭，这是我们最大的心愿，也是对恩师的最好报答。

本书用通俗易懂的语言，把洪氏推拿治疗小儿常见病的方法介绍给大家，为满足广大父母在家庭推拿实践中的需求，本书具有以下特色：

一是将洪老多年的学术思想在常见病治疗过程中的应用大众化、具体化，既授之以渔，也授之以鱼。本书所写的每一个病几乎都能体现“整体取穴，重在督俞”“辨别病证，分步施则”“因体而异，治法详分”这些学术思想，当读者领会了治疗思路，学习起来就更容易融会贯通。比如厌食的孩子若同时有便秘，治疗时并非把厌食和便秘的手法都做一遍，而是在治疗厌食的手法里加上一些有针对性的便秘推拿手法，也就是整体考虑，分清主次。

二是为了帮助零基础的读者更好地学会手法，本书的手法部分除了穴位图还配了演示视频；为了方便读者学到洪氏小儿推拿的精髓，对不同病症的加减症状也做了具体的手法指导，让读者学会有针对性地治疗。另外，儿科疾病“三分治疗七分养护”，婴幼儿五脏六腑、精神意识等都处于未成熟状态，所以小儿的家庭调护尤显重要。本书介绍了儿童常见病的家庭护理方法及治疗手法，不仅能让孩子增强体质、提高免疫力，还可以在孩子生病时延缓病情、帮助恢复健康，节约医疗成本，使整个家庭受益。

另外，家长在实际选择小儿推拿的过程中会出现以下疑问：

小儿推拿对多大的孩子管用？

其实小到刚满月的小婴儿，大到十几岁的大孩子，推拿都有很好的疗效，但是手法操作的时间会有差异，这也是本书中没有明确手法操作次数和时间的原因，要根据孩子年龄和病情来定。一般情况下，3 岁以内的孩子每次推拿 10 ~ 15 分钟，3 ~ 6 岁的孩子操作 15 ~ 20 分钟，6 岁以上的孩子 20 ~ 25 分钟。

推擦类手法频率一般为 150 ~ 250 次 / 分，可使用介质（如按摩油、清水、滑石粉等）。

揉法频率一般为 100 ~ 160 次 / 分；点、按类手法不宜过重，孩子皮肤娇嫩，避免造成软组织损伤。

要注意观察孩子的状态，一般刚开始接受推拿的小朋友不一定能配合，若哭闹得厉害，不可强求，从短时间、轻手法开始，让孩子逐渐适应。

最后感谢洪学滨老师的传道授业解惑，感谢张鸿雁老师对本书手法的指导把关，感谢邱丽漪主任对本书的支持！感谢同门高正文、吴俐萩的共同努力，才有本书的问世。感谢好友温溟然、肖翰飞和胡博垚在视频拍摄和后期制作方面对我的帮助。感谢模特王思桐小朋友、配音胡钰倩。感谢化学工业出版社编辑从始至终对本书的指导和建议！

书中难免有疏漏之处，恳请同道和广大读者朋友们批评指正，以便今后进一步完善。

北京按摩医院　孔安安

2021 年 3 月

小儿推拿常用手法

1. **揉法：**用大鱼际、掌根或手指指腹吸附于一定的治疗部位，做轻柔缓和的环旋运动，并带动该部位的皮下组织。
2. **点压：**又称点按，常用手势是拇指伸直，其余四指伸张，扶持于所压部位之侧旁；或将四指握起，拇指紧贴于食指桡侧。也可用其他手指点压。多用指端，也可用指腹、指节。点压法主要用于全身各处的穴位，按压的时间宜长不宜短，以产生酸胀感为佳。
3. **点揉：**点揉法是在按压的基础上，带动皮下组织进行环形运动，作用层次比点压法稍浅，主要在肌肉的浅到中层。适用点压法的穴位也可以做揉法，揉法比较柔和，可以让浅中层的肌肉组织快速放松，经常与点压交替运用。
4. **按揉：**同点揉。若在腹部、背部等较大面积处操作可用掌根或手掌。
5. **掐：**掐以甲入，即以指甲刺入皮肤。又称“切法”“爪法”“指针法”。
6. **掐揉：**掐揉是掐法与揉法的交替使用，一般为掐一揉三（掐一次揉三次）。
7. **拿揉：**拿法是指以拇指与食中二指（三指拿）或与其余四指（五指拿）相对捏住一定部位，再向上提起。拿揉法为拿法与揉法的复合运用，在拿法动作的基础上增加了适度的旋转揉动，使拇指与其他手指在做捏、提时，所产生的拿揉之力连绵不断地作用于施术部位上。
8. **摩：**用食、中、无名指指面或手掌面，着力于一定治疗部位，通过肩关节在前外方向的小幅度环转，使着力面在治疗部位做有节奏的环形平移摩擦。
9. **摩揉：**摩法与揉法相结合，力度比摩法稍重，而又比揉法轻。
10. **掌推：**手掌着力于治疗部位上，进行单方向的直线推动。多用于背部、胸腹部、季肋部和下肢部。
11. **分推：**用两手拇指指腹由一处向两边分开移动，起点多在穴位上。常用于胸腹、前额及腋掌等部位。

12. **分合：**分推法与合推法的总称。分推法同前，合推法为从两边同时向中央推动的方法。分法与合法的交替使用称为分合。

13. **旋推：**旋是回旋，推有位移产生。旋推法为表面有摩擦，同时又带动深层肌肉的回旋运动。

14. **擦（横擦、搓擦）：**用手指或手掌紧贴皮肤，稍用力下压并做上下或左右直线往返摩擦，使之产生一定的热量的方法。

15. **振法：**是以掌或指在体表施以振动的方法，也称振颤法。在腹部操作振法，即为振腹。

16. **运：**用拇指指腹，或食、中、无名指指腹由此往彼的弧形或环形推动。

17. **捣：**瞬间击打穴位的方法叫捣法。成人为叩击，小儿为指捣。可用屈曲的中指指端，或以屈曲的食、中指指间关节击打。

18. **提捻：**拇指和食指相对，先捏住皮肤，再均匀和缓地来回捻揉的方法称为捻法。做捻法的同时配合上提的动作称为提捻。

19. **揪痧：**将中指和食指弯曲如钩状，夹揪皮肤，造成局部瘀血，可蘸水操作。

20. **挤痧：**用双手拇指及食指的指腹围成四边形，向中心挤压皮肤，直至局部皮肤出痧为止。

21. **熨：**双手掌搓热，直接覆盖于患处，借助温热作用使气血流畅，以达到治病或缓解病痛的作用。

22. **刮：**以手指或器具的光滑边缘蘸液体润滑剂后直接在患儿一定部位的皮肤上做单方向的直线快速刮动，称为刮法。

23. **捏脊：**临床有两种方法。一种是以两手拇指置于脊柱两侧，从下向上推进，边推边以食中二指捏拿起脊旁皮肤，此法为普通捏脊法。另一种为双手食、中、无名及小指屈曲并重叠，以食指第 2 指节垂直于脊柱正中，从下往上推进，边推边以两拇指交替夹持起脊柱正中皮肤。

目录

感冒

我们常说的感冒是指“普通感冒”，常见的症状有鼻塞、喷嚏、流涕、发热、咳嗽、咽痛等，多数人不做任何治疗，也可以在 7 天内康复。感冒在一年四季都可发生，冬、春季更常见。普通感冒一般只有鼻塞、喷嚏、流鼻涕、咳嗽等呼吸道症状，而没有肠胃炎、肌肉酸痛、头痛、嗜睡等其他症状，即使有，程度也比较轻。流感则通常出现高热。

可根据血常规区分是病毒感染还是细菌感染，因为一般病毒感染不太需要药物治疗，而细菌感染是需要药物治疗的。病毒感染者白细胞计数正常或偏低；而细菌感染者白细胞计数可增高，中性粒细胞增高。

小儿感冒一般比成人感冒复杂

小儿感冒一般比成人感冒在症状上表现更复杂，变化也很快。症状上表现复杂主要是易“夹惊”“夹痰”“夹滞”：

“夹惊”即小儿感冒容易引起睡卧不实、夜晚惊醒，甚至高热惊厥；

“夹痰”即感冒常伴咳嗽、痰多、喉间痰鸣；

“夹滞”即感冒同时还有腹胀、没有食欲、口臭，甚至呕吐、泄泻，或大便干结。

孩子反复感冒多属于“体虚感冒”

儿童反复发生感冒的原因主要与“体虚”有关，就是我们常说的免疫力较差。

婴幼儿时期，由于需氧量高、呼吸频率快，加上呼吸道的免疫功能尚未发育成熟，孩子本来就比成人更容易出现呼吸道感染，且难以有效地清除吸入的尘埃和异物颗粒。如果再因为喂养的问题出现贫血、营养不均衡等，就更容易出现“体虚感冒”。

特色推拿疗法

基本手法

1．点按印堂，再双拇指交替推印堂至上星，然后点按上星穴

【方法】用拇指或中指点按印堂30～50次；再用两拇指交替推印堂至上星，每分钟推100次左右。最后用拇指点按上星穴30～50次。

【位置】印堂穴位于额部，两眉头连线的中点；上星穴位于头部，前发际正中直上1寸处。

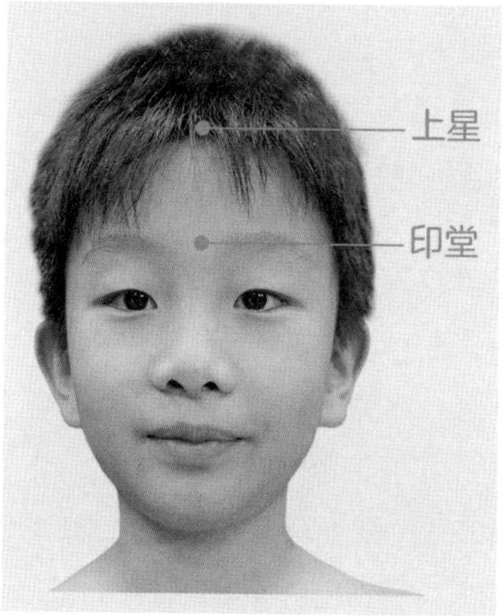

2．分推坎宫及前额，再轻揉太阳穴

【方法】用两拇指或大鱼际自中间向两边分推坎宫及前额，推30～50次；再用两中指轻揉太阳穴30～50次。

【位置】坎宫位于自眉头至眉梢的一条横线上；太阳穴在眉梢与目外眦（外眼角）之间，向后约一横指的凹陷处。一横指是指一“食指”的宽度，也就是食指的直径长度。

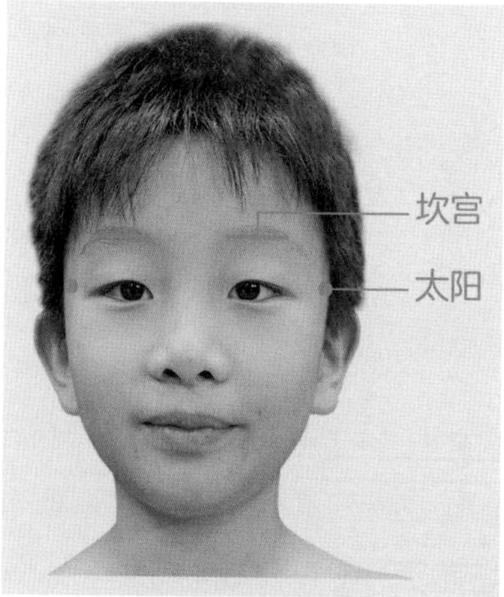

3．按揉耳后高骨、风池、风府穴

【方法】用拇指或食、中二指按揉耳后高骨、风池、风府穴，每个穴位按30 ~ 50 次。

【位置】耳后高骨位于耳后入发际骨骼高突处下方凹陷中，即乳突后缘下陷中；风池穴位于项部，枕骨下方，胸锁乳突肌与斜方肌上端之间的凹陷处；风府穴位于项部，后发际正中直上 1 寸，枕外隆突下方，两侧斜方肌之间的凹陷中。

（风池、风府的简易取穴法：将拇指、中指自然放到枕骨两边，轻轻滑动到枕骨下方两个明显凹陷处，即是风池穴；风府穴位于风池穴连线的中点。）

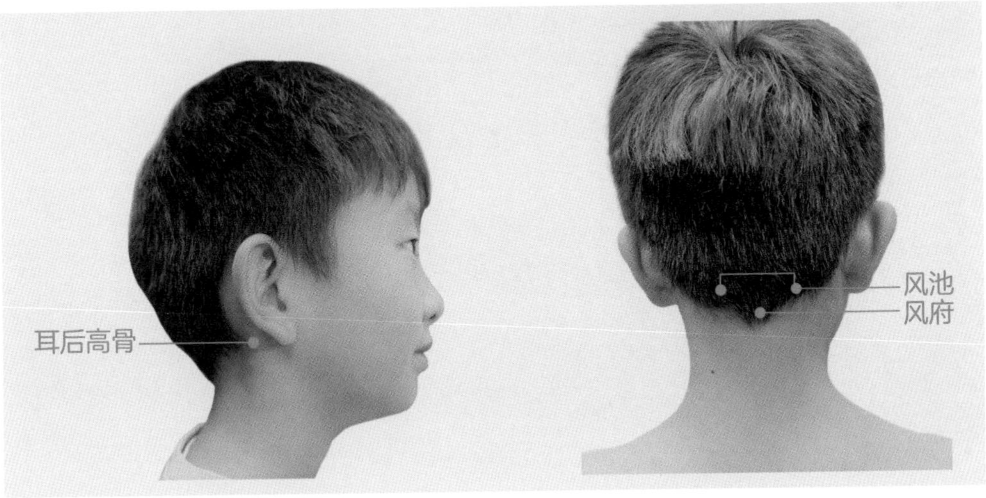

4．补脾经，平肝清肺

【方法】一手握住孩子手掌，另一手拇指顺时针旋推拇指指腹 200 ~ 300 次，为补脾经；将孩子无名指和食指暴露出来，用食、中二指或除拇指外的四指并拢自指根向指尖方向推200 ~ 300次，即为平肝清肺。

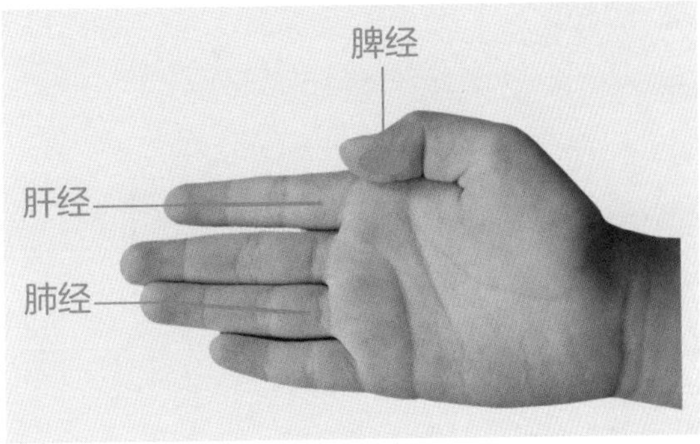

【位置】脾经在拇指指腹；肝经在食指掌面指根到指尖；肺经在无名指掌面指根到指尖。

5．捏脊

【方法】捏脊有两种方法，一种是双手拇指在前，食指在后，用拇指指腹和食指中节靠近拇指的一侧提起背部肌肤并逐渐向前推进，由尾骶部捏到枕项部，捏6～9遍，可每捏3次，将肌肤捏住向上提拉一次，称“三捏一提”；另一种是双手拇指在后，食、中两指在前，拇指指腹与食、中二指指腹相对提捏起背部肌肤，余操作同前。

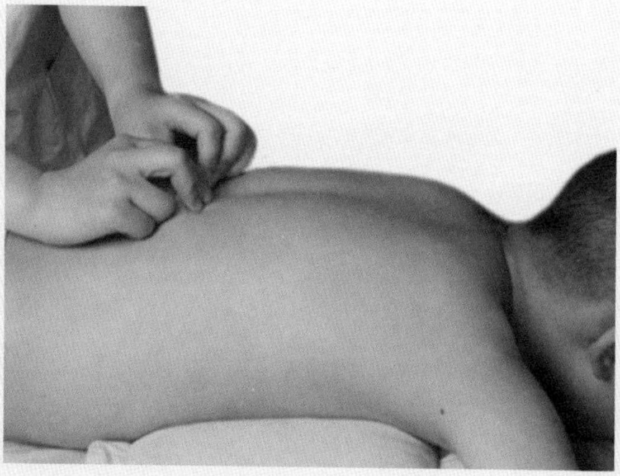

根据孩子年龄大小，上述每一步手法分别操作1～3分钟（建议3岁以内1分钟左右，3～6岁2分钟左右，6岁以上3分钟）。以上手法可以增强宝宝的免疫力，缓解感冒症状，还可减少感冒复发。

“加减手法”

1．感冒，咳嗽痰多

加揉膻中、丰隆，推掌小横纹

【方法】用食指、中指并拢，揉膻中穴100次；再用拇指揉丰隆穴100次；然后用拇指推掌小横纹300次。

【位置】膻中位于胸部，两乳头连线的中点，平第 4 肋间；丰隆位于小腿外侧中间，外踝尖上 8 寸；掌小横纹在小指指根下，掌面尺侧纹头。

（丰隆穴的简易取穴法：坐位屈膝，丰隆穴在外膝眼与外踝尖连线的中点，距胫骨前缘外侧约两指的宽度。）

2．感冒，有积食症状

加摩腹，点揉中脘，推四横纹，运板门

【方法】搓热双手，用掌心沿顺时针方向在腹部环形摩动，100 ~ 200 次；食指、中指、无名指并拢，用指端点揉中脘穴 100 ~ 200 次；再让孩子四指并拢，用拇指在四横纹穴位上横向来回推，从食指依次推至小指，推 200 ~ 300 次；最后用拇指运板门 100 ~ 200 次。

【位置】中脘在上腹部，肚脐上 4 寸（大约在胸骨下端与肚脐连线的中点）；四横纹在手掌面，食指至小指第一指间关节横纹处；板门即手掌大鱼际处。

3．感冒，易惊厥、睡眠不安

将捏脊改为自上而下推脊，加捣小天心，掐老龙、合谷

【方法】用掌根自大椎（第 7 颈椎，颈后最高突的骨头）向尾骨方向推脊 10 ~ 20 次，再用中指指端捣小天心 50 ~ 100 次，最后用拇指指尖掐老龙、合谷穴，每穴 10 ~ 20 次。

【位置】小天心在掌根，大小鱼际相交处；老龙在中指指甲根处；合谷在手背，第一、二掌骨之间，第二掌骨桡侧中点。

（合谷的简易取穴法：将拇指与食指并拢，骨缝处的肌肉最高点处即为合谷穴。）

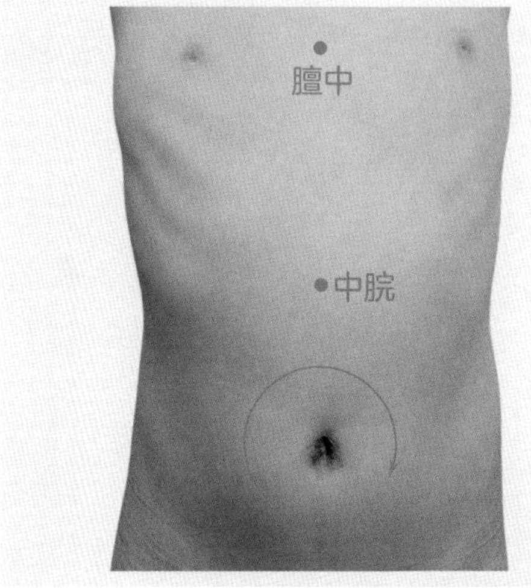

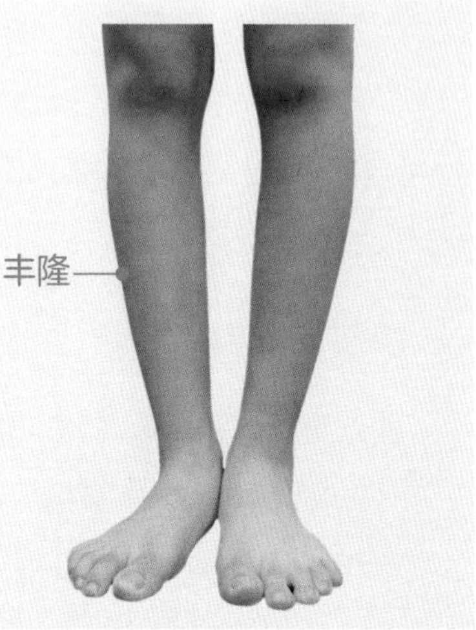

膻中、中脘、摩腹

丰隆

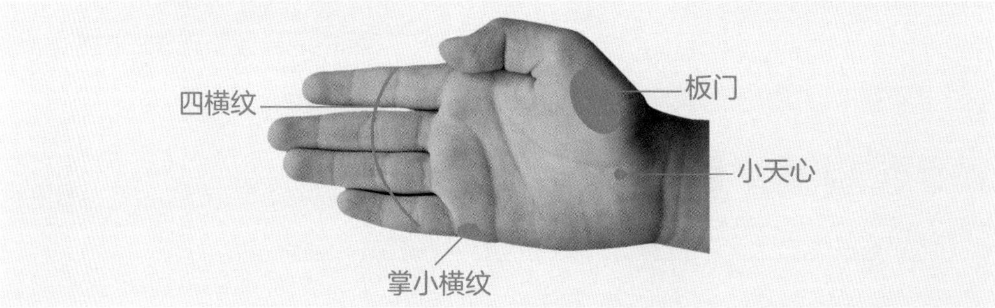

板门、四横纹、掌小横纹、小天心

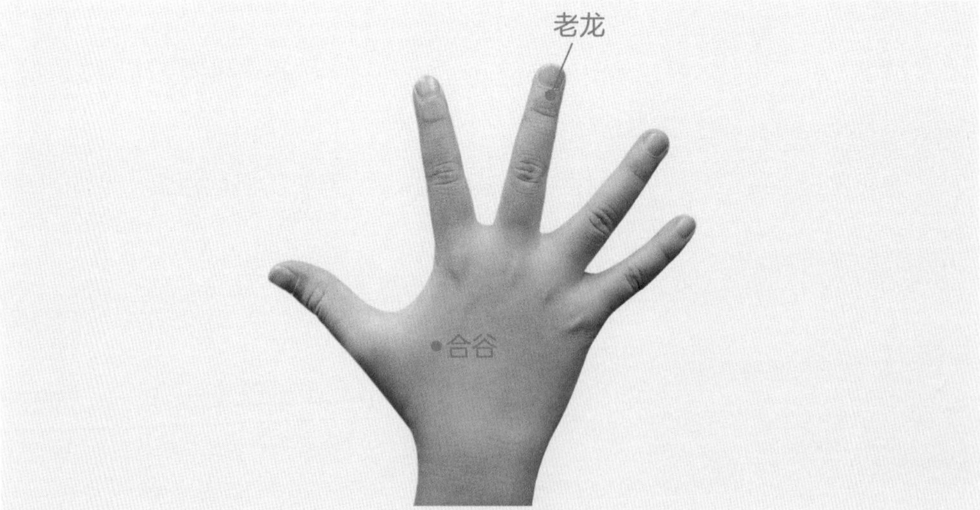

合谷、老龙

小儿感冒的家庭护理

（1）生活起居护理：①多开窗通风，保持室内空气新鲜。②适当给孩子增减衣物，可通过触摸孩子颈肩部判断衣物是否薄厚合适，以颈肩部温暖无汗为宜。③不要给孩子“捂汗”，以免因没有及时擦干汗水和更换衣服导致感冒反复难愈。

（2）饮食护理：①感冒期间饮食要讲究清淡和营养，可选择如稀饭、牛奶、鸡蛋羹等流质、半流质食物，以减轻小儿的胃肠负担。②也可给孩子吃些维生素 C 含量高的水果，如橙子、猕猴桃等，注意少量和多次，可将平时一次的量分两次给。

（3）鼻腔、口腔护理：①鼻腔分泌物应及时清除，可先用毛巾热敷清洁，再用香油等油膏涂抹鼻翼部的黏膜及鼻下的皮肤，以减少分泌物对局部的刺激性。②保持小儿的口腔清洁，每天用淡盐水（500 毫升温开水放 2 ~ 3 克食盐）漱口 1 ~ 2 次，可起到杀菌抑菌的作用，但不建议长期使用，感冒好了即可停用。

咳嗽

咳嗽是呼吸道受到刺激时产生的一种防御性反射活动，能够清除呼吸道的分泌物和有害因子，保持呼吸道清洁和通畅。因此，对于轻度而不频繁的咳嗽，无需用药物治疗；而如果咳嗽剧烈或持续时间较长，则需要针对病因及时处理，以缓解孩子的不适。

咳嗽反复发作，应警惕过敏性咳嗽

孩子出现咳嗽时，家长应注意区分是否为过敏性咳嗽。小儿过敏性咳嗽多发生在半夜或清晨，白天咳嗽较少，多为干咳，痰少或无痰，剧烈运动或哭闹后加重，咳嗽持续或反复发作在 1 个月以上，平时对药物、食物、花粉等过敏；而普通咳嗽没有明显的时间规律，咳嗽时常有痰咳出，持续时间不长，并且咳嗽前往往有感冒、流鼻涕、嗓子不舒服等症状。

孩子容易咳嗽，有时与饮食习惯有关

小儿的呼吸道敏感脆弱，除了天气变化、环境改变，不良的饮食习惯也是诱发咳嗽的重要因素。有些孩子比较偏食，尤其喜欢吃一些生冷、油腻的食物，比如冷饮、蛋糕、巧克力、肉类等，吃多了积滞在肠胃中，超出了脾胃的消化能力，胃肠积热，从而出现积食咳嗽。孩子咳嗽时常有痰咳出，同时有腹胀、口臭、大便酸臭、手脚心热等积食的症状。

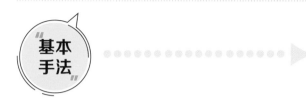

基本手法

1. 平肝清肺，补脾经，运内八卦

【方法】将孩子无名指和食指暴露出来，用食、中二指或除拇指外的四指并拢，自指根向指尖方向推 200 ~ 300 次；然后一手按住孩子中指指根，另一手拇指顺时针旋推拇指指腹 200 ~ 300 次；再用拇指自小鱼际向大鱼际方向画圆，运内八卦 200 ~ 300 次。

【位置】肝经在食指掌面指根到指尖；肺经在无名指掌面指根到指尖；脾经在拇指指腹；内八卦是以手掌中心（内劳宫）为圆心，圆心至中指根距离的 2/3 为半径的圆周。

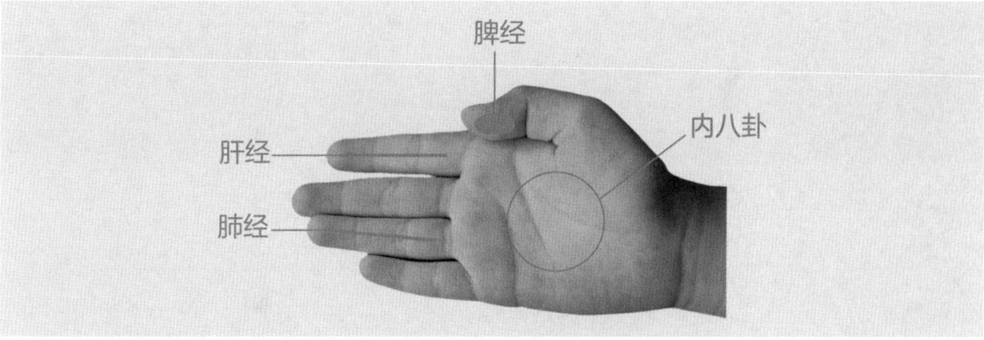

2. 分推胸八道，按揉膻中穴，自天突推向中脘

【方法】让孩子仰卧，用双手拇指从璇玑穴开始，沿肋间隙从中间向两边，从上至下分推至季肋部（侧胸第十一、第十二肋软骨部位），操作 6 ~ 9 遍；再食指、中指并拢，揉膻中穴 50 ~ 100 次；再用四指或掌心从前胸天突穴向下推至中脘穴 30 ~ 50 次。

【位置】璇玑位于前正中线上，胸骨柄中央，天突下 1 寸；膻中位于胸部，两乳头连线的中点，平第四肋间；天突位于颈部前正中线上，胸骨上窝中央（两锁骨中间凹陷的地方）；中脘穴位于脐上4寸（大约在胸骨下端与肚脐连线的中点）。

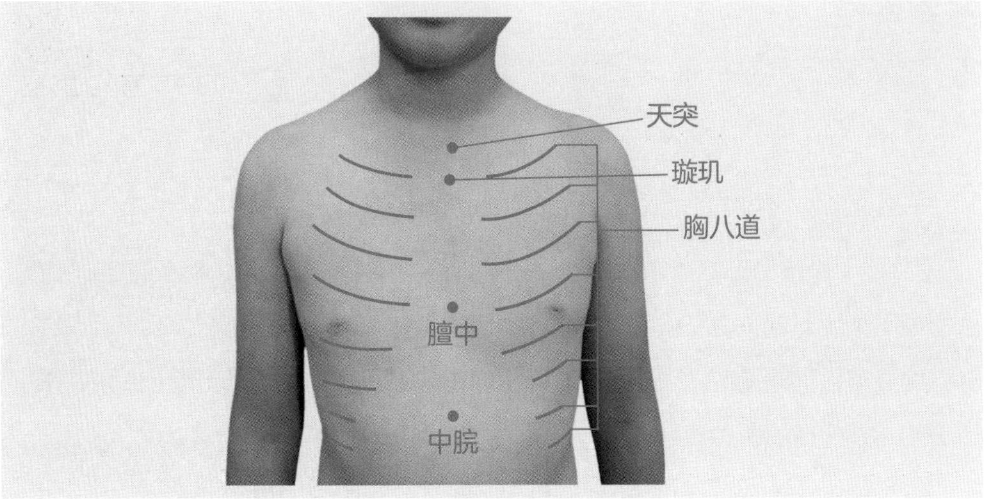

3. 提捻第一胸椎至第七胸椎，横擦肺俞穴

【方法】孩子俯卧，用拇、食、中三指提捏起背部皮肤并捻动，从第一胸椎处至第七胸椎处提捻3～5遍；再用小鱼际横擦肺俞穴50～100次。

【位置】肺俞穴位于后背，第三胸椎棘突（大椎向下数至第3个椎体）下旁开1.5寸。

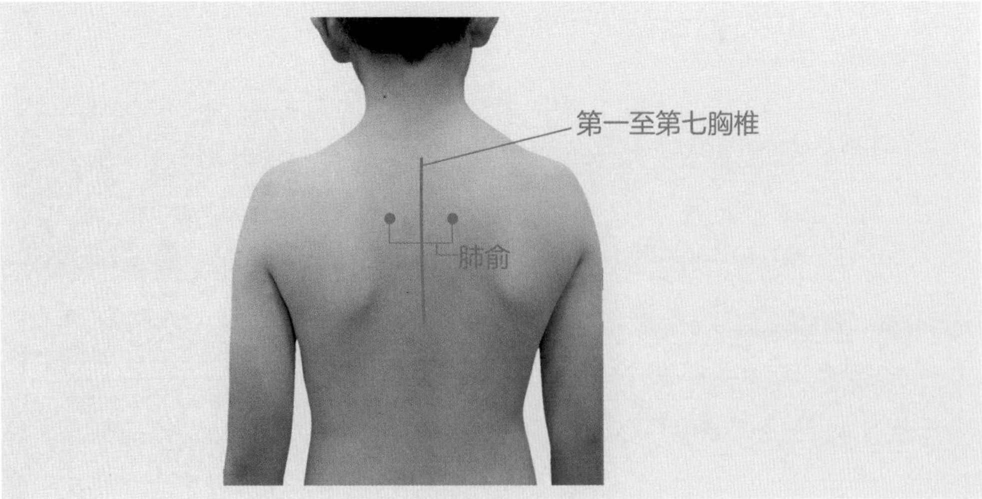

4. 上背部行快速分合法

【方法】双手掌紧贴孩子上背部，腕关节左右摆动，快速向脊柱靠拢再快速分开，操作 30 ~ 50 次。

根据孩子年龄大小，上述每一步手法分别操作 1 ~ 3 分钟（建议 3 岁以内 1 分钟左右，3 ~ 6 岁 2 分钟左右，6 岁以上 3 分钟）。以上手法有降逆肺气、止咳化痰的作用，从而减轻咳嗽的症状。

“加减手法”

1. 咳嗽，痰多

加揉丰隆、推掌小横纹

【方法】用拇指揉丰隆穴 100 次，然后用拇指推掌小横纹 300 次。

【位置】丰隆位于小腿外侧中间，外踝尖上 8 寸；掌小横纹在小指指根下，掌面尺侧纹头。

2. 咳嗽，痰偏白

加推上三关、揉外劳宫

【方法】一手握住孩子手掌，另一手食、中两指自腕向肘推三关 100 ~ 200 次，然后用拇指揉外劳宫 30 ~ 50 次。

【位置】三关位于前臂内侧近拇指一侧，腕横纹至肘横纹成一直线；外劳宫位于手背正中，第二、三掌骨之间。

3. 咳嗽，痰偏黄

加退六腑、清天河水

【方法】一手握住孩子手掌，另一手食、中两指沿前臂尺侧（近小指侧）自肘横纹推至腕横纹 100 ~ 300 次，然后用食、中两指沿前臂内侧正中自腕横纹向上推至肘横纹 100 ~ 300 次。

【位置】六腑在前臂内侧近小指一侧，肘横纹至腕横纹成一直线；天河水在前臂内侧正中，腕横纹至肘横纹成一直线。

4．咳嗽，积食

加清胃经、揉板门、揉腹、捏脊

【方法】用拇指端沿大鱼际桡侧缘从掌根向指根方向推 100 ~ 300 次；用拇指揉板门 100 ~ 200 次；用掌心沿顺时针方向在腹部环形揉动 100 ~ 200 次；最后从腰骶部向上捏脊 3 ~ 9 遍。

【位置】胃经在大鱼际桡侧缘赤白肉际（掌骨下方皮肤颜色深浅交界处）；板门即手掌大鱼际处。

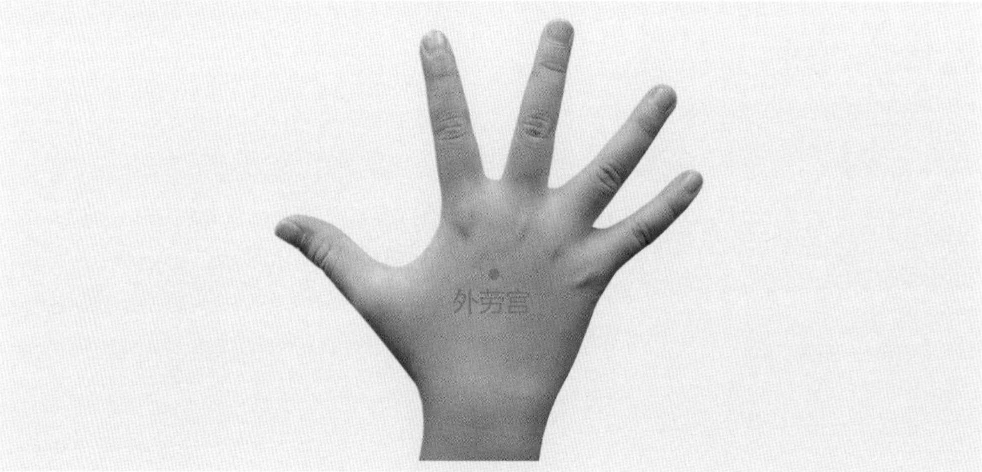

外劳宫

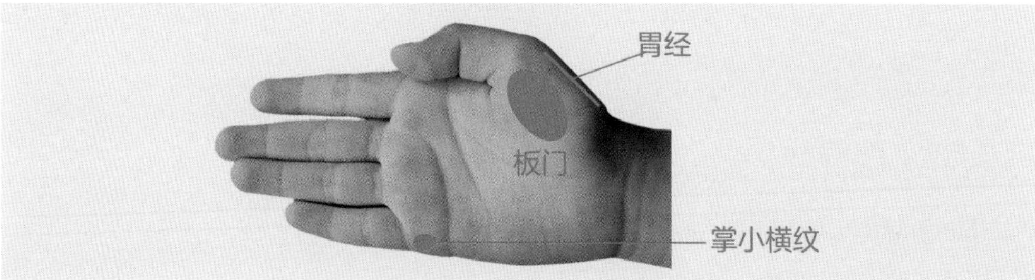

掌小横纹、胃经、板门

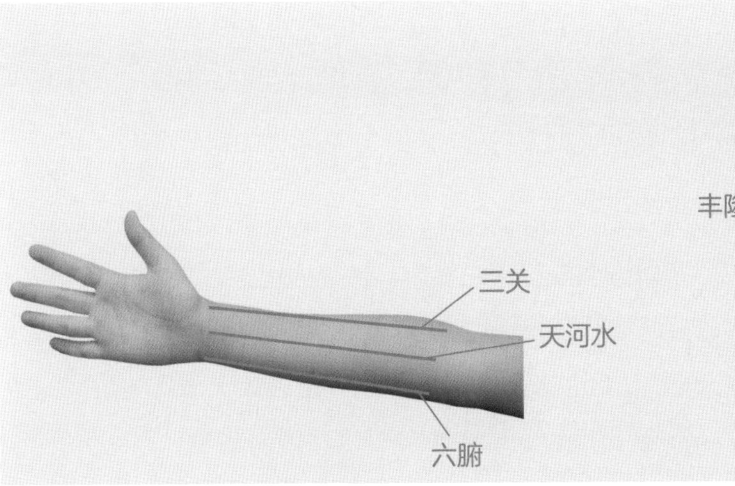

三关、六腑、天河水

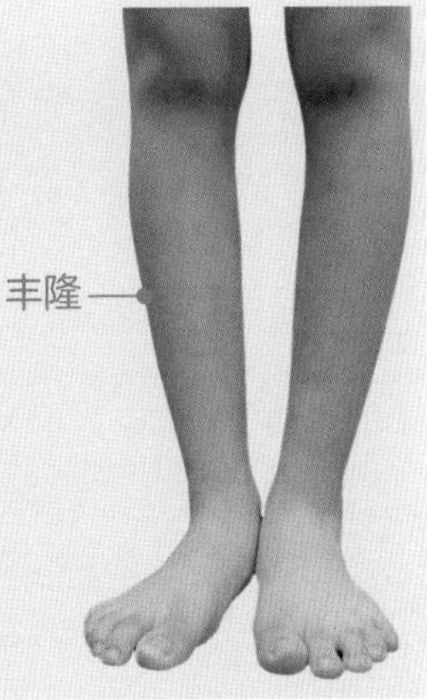

丰隆

痰是如何产生的?

“脾为生痰之源，肺为贮痰之器。”许多孩子喜欢吃一些生冷、油腻的食物，如冰激凌、巧克力、蛋糕、汉堡等，吃得过多则会损伤脾胃，导致脾胃运化失常，生湿生痰。

从西医学的角度来看，当气管、支气管和肺受到有害因素的刺激或致病菌感染而发生炎症时，呼吸道的黏膜会分泌出大量的黏液，并且在细菌及其毒素的作用下，产生一些变性坏死的组织细胞，贮留在支气管内，黏液和这些变性坏死的组织细胞就构成了痰。

小儿咳嗽的家庭护理

（1）普通咳嗽

① 生活方面：父母不要在孩子面前吸烟，尽量减少炒菜时的油烟，不去或少去公共场所，预防呼吸道感染。注意通风，室内相对湿度保持在 40% ~ 50%，冬天室内温度保持在 18 ~ 25℃，夏天 23 ~ 28℃。

② 运动方面：随时观察孩子有无出汗情况，及时擦干背部，以免引发感冒。应减少剧烈体育活动，如跳绳、打球等，待病情好转后再循序渐进增加运动量。

③ 饮食方面：以清淡饮食为主，可选择如稀粥、面条、菜汤等容易消化的食物，忌生冷、海鲜、肉类、甜食、辛辣的食物；可以吃一点应季水果，不可吃寒性（如西瓜、火龙果等）或热性（榴莲、芒果、荔枝、龙眼等）的水果。秋季可给孩子喝一些百合银耳雪梨汤。

（2）过敏性咳嗽

应查明孩子的过敏原并注意避免接触，勤换枕套衣被，并将被子置于太阳下晾晒 2 ~ 3 小时，以清除尘螨及其代谢产物。

发热

发热是指体温超过正常范围。正常儿童腋下体温一般在 36 ~ 37℃，腋温超过 37.2℃即为发热；对于 5 岁以内的儿童，腋温≥ 37.5℃或肛温≥ 38℃即是发热。多数发热是由病毒感染引起的，常有头痛、怕冷、咽喉不适、鼻塞、流涕、食欲不振等症状。喂奶或哭闹、运动、衣被过厚、室温过高均可造成婴幼儿体温短暂性升高，不属于发热的范畴。给孩子测量体温时，使用电子体温计与水银体温计测量结果差异很小，并且没有水银体温计容易破碎、水银中毒的风险，是更为理想的工具。

为什么有时孩子会反复发热

家长大多有过这样的经历：孩子服用退热药退热之后，过一段时间体温又再次升高。这是由于引起发热的原因没有根除，退热药只能在短暂的时间内帮助体温恢复正常，一旦药效过去会再次出现体温升高。这种情况可以隔一段时间再重复使用一次退热药来帮助控制体温（一般来说两次用药的最短间隔时间为 6 小时），但最重要的还是要寻找引起发热的原因，针对病因进行治疗。

特色推拿疗法

1. 头面四大手法（开天门，推坎宫，运太阳，揉耳后高骨）

【方法】用两拇指交替自眉心向上推至前发际 30 ~ 50 次；再自眉头向眉尾分推 30 ~ 50 次；用食、中指揉太阳穴 30 ~ 50 次；再用食、中指揉耳后高骨 30 ~ 50 次。

【位置】天门穴位于两眉中间至前发际成一直线；坎宫位于自眉头至眉梢的一条横线上；太阳穴在眉梢与目外眦（外眼角）之间，向后约一横指的凹陷处；耳后高骨位于耳后入发际骨骼高突处下方凹陷中。

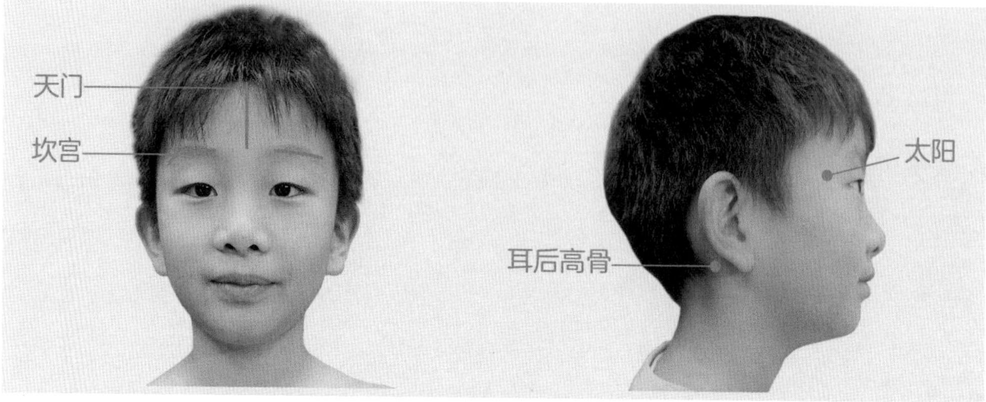

2．平肝清肺，按揉鱼际、合谷，清天河水

【方法】一手握住孩子手掌，将孩子无名指和食指暴露出来，用食、中二指或除拇指外的四指并拢，自指根向指尖方向推 200 ~ 300 次；再用拇指按揉大鱼际、合谷穴各 100 ~ 200 次；用食、中两指沿前臂内侧正中向上自腕横纹至肘横纹推 100 ~ 300 次，即清天河水。

【位置】肝经在食指掌面指根到指尖；肺经在无名指掌面指根到指尖；合谷在手背，第 1、2 掌骨之间，第 2 掌骨桡侧中点；天河水在前臂内侧正中，腕横纹至肘横纹成一直线。

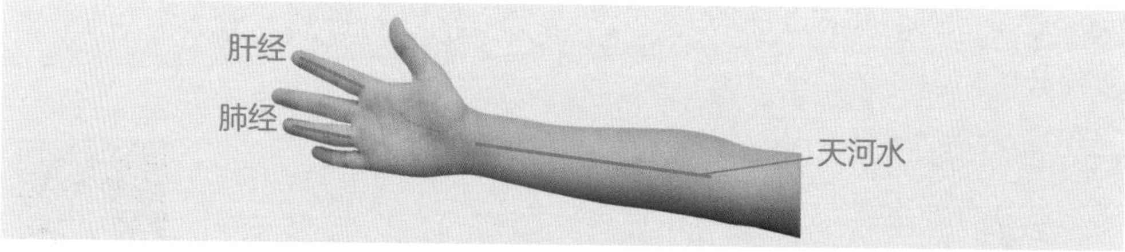

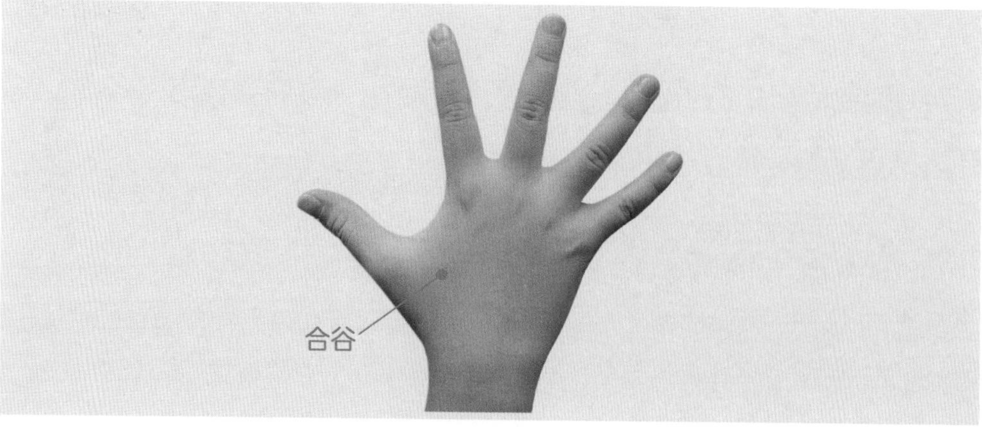

3. 从阴陵泉推至三阴交，再交替点压

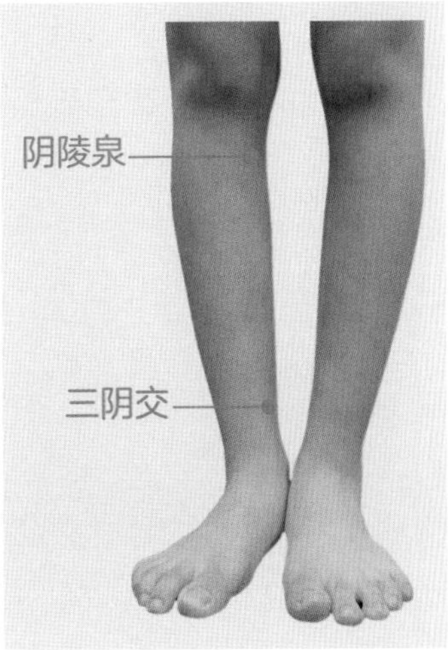

【方法】用掌根或拇指自阴陵泉推至三阴交，反复操作 30 ~ 50 次；再用双拇指自阴陵泉交替点按至三阴交 3 ~ 5 遍。

【位置】阴陵泉位于小腿内侧，胫骨内侧髁（小腿上端内侧的骨性膨大）后下方凹陷处；三阴交位于小腿内侧，内踝尖上 2 寸，胫骨内侧缘后方凹陷处。

（三阴交的简易取穴法：将孩子除拇指外的四指并拢，横放在足内踝上方，小指下缘紧贴内踝尖，食指上缘所在的水平线与胫骨后缘的交点，即三阴交穴。）

4. 下推天柱骨，自上而下推脊柱，于督脉及膀胱经揪痧，重点在大椎、肺俞、心俞、肝俞挤痧

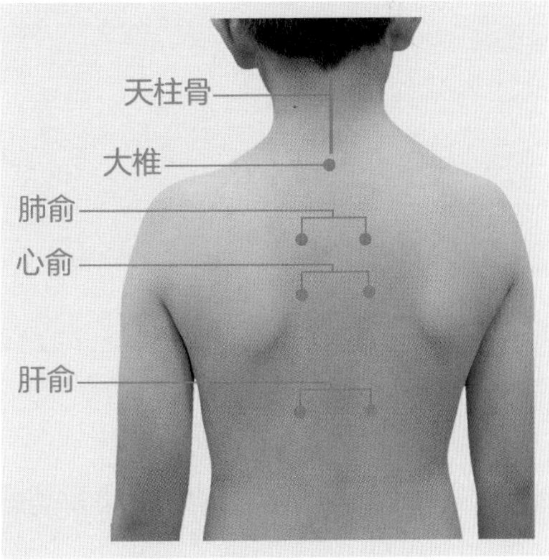

【方法】孩子坐位或俯卧位，用食、中两指或除拇指外的四指并拢，自颈后发际正中向下推颈椎 200 ~ 300 次；再用四指并拢或掌根自枕项部至腰骶部推脊柱 5 ~ 7 遍。揪痧法：一手辅助将背部皮肤提起，用另一手的食、中二指中节夹住并快速提拉，沿督脉和膀胱经操作；再用双手拇、食指相对挤捏大椎、肺俞、心俞、肝俞，使其出现红色痧点。

【位置】天柱骨位于颈后发际正中至大椎成一直线；大椎位于第七颈椎棘突下；肺俞位于第三胸椎棘突下，旁开 1.5 寸；心俞位于第五胸椎棘突下，旁开 1.5 寸；

肝俞位于第九胸椎棘突下，旁开 1.5 寸。

根据孩子年龄大小，上述每一步手法分别操作 1 ~ 3 分钟（建议 3 岁以内 1 分钟左右，3 ~ 6 岁 2 分钟左右，6 岁以上 3 分钟）。以上手法有宣肺退热滋阴的作用，若未退热，可重复操作除揪痧挤痧外的手法。

小儿发热的家庭护理

（1）家长要监测孩子的体温，一般每 2 ~ 4 小时测量一次，若温度在 38.5℃以下，孩子精神如常，可以先使用物理降温；若孩子体温超过 38.5℃，且精神状态差时，需要口服美林、泰诺林等退热药治疗。

（2）不要捂汗，这样不利于散热，易导致脱水甚至高热惊厥。若孩子因发热出现发抖、怕冷、手脚冰凉，可在脚心处放用毛巾包裹的暖水袋，温度宜在 50 ~ 60℃，切勿直接贴在孩子皮肤上，以免烫伤。

（3）物理降温，可用 40℃左右的温水反复擦洗孩子全身大血管分布处，如前额、颈部、腋窝、腹股沟及大腿根部，或给孩子洗温水澡，可促进血管扩张而散热，同时注意多喝水补充水分。

（4）孩子退热过程中出汗较多，应及时给孩子更换干净的内衣，保持皮肤干爽。

（5）多给孩子喝水，以增加排尿和出汗，促进毒素代谢，并补充高热消耗的水分。发热期间胃肠消化功能弱，应为孩子准备一些富有营养而又易消化的食物，比如牛奶、鸡蛋羹、新鲜水果、蔬菜、面条、馄饨等。不能吃牛羊肉、海鲜，以及巧克力、糖果、油炸食品等热量高的食品。

（6）孩子热退后家长应根据气候的变化随时给孩子增减衣物，合理饮食，荤素搭配，多喝水，勤洗手，保持室内通风，适当进行体育活动，可有效防止孩子再度发热。

（7）出现以下情况，应立即去医院就诊：

① 不足 3 个月的宝宝发热超过 38℃，3 个月以上宝宝达到 39℃或以上。

② 1 岁以下宝宝持续发热 24 小时以上；1 岁以上宝宝每天发热，并持续 3 天以上，或者热退 24 小时后又复升高。

③ 孩子出现惊厥。

④ 孩子精神差，出现疲倦乏力、不吃不喝、嗜睡或不易叫醒等症状。

⑤ 孩子反复出现午后低热，伴有咳嗽，可能患上了结核病。

⑥ 孩子发热同时出现腹痛、皮疹、烦躁不安、尿少、呼吸急促等症状之一者。

惊厥时怎样急救和处理

第一步：让孩子侧卧或头偏向一侧，切忌在惊厥发作时给孩子喂药（防止窒息）。

第二步：保持呼吸道通畅，解开孩子的衣领，及时清除口、鼻中的分泌物，可在上、下磨牙之间垫纱布、手绢等柔软织物，防止孩子咬伤舌头。

第三步：掐按孩子的人中穴、老龙穴（中指指甲根处）、第四脚趾根部，并保持周围环境安静，尽量少搬动孩子，减少不必要的刺激。

鼻炎

鼻炎是由于病毒、细菌、过敏原（如尘螨、花粉、动物皮屑）等刺激引起的鼻黏膜的炎症，出现鼻塞、流涕、鼻痒、喷嚏等症状。感冒引起的鼻炎好发于冬春季节，往往随着感冒的治愈而消失。慢性鼻炎最常见的是过敏性鼻炎，有的孩子每年在固定时间发作。过敏性鼻炎持续时间较长，常在 2 周以上，症状时轻时重，如不及时治疗，还会引发鼻窦炎、中耳炎、支气管炎等疾病。

过敏性鼻炎和感冒、鼻窦炎怎么区分

过敏性鼻炎一般因接触过敏原而发病，或者有季节性，主要症状为流清水鼻涕、鼻痒、鼻塞和阵发性喷嚏，不会发热。感冒除鼻塞流涕、打喷嚏外，还有嗓子发痒或喉咙痛、头痛、全身肌肉酸痛等症状。鼻窦炎除鼻塞外，还有流脓鼻涕、头胀痛、嗅觉减退、张口呼吸等症状。

鼻炎为何容易反复发作

（1）随着环境污染加剧、空气质量的下降，空气中的灰尘、病菌、过敏原等有害物质有更多的机会进入鼻腔，引发炎症，很多人重视治疗而忽视预防，平时不注意防护，导致鼻炎反复发作。

（2）睡眠不足、过度劳累、受凉等因素都会造成抵抗力下降，鼻黏膜防御功能变差，加上有的孩子有挖鼻孔、擤鼻涕等不好的习惯，鼻黏膜受到损伤，使鼻炎常常“找上门来”。

（3）过度使用滴鼻剂会直接损害鼻纤毛功能，引发肥厚性鼻炎，甚至引发药物性鼻炎，治疗起来难度更大，治疗效果也越来越差，成为反复不愈的疾病。

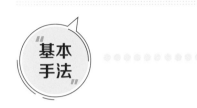

基本
手法

1. 开天门，推坎宫，揉太阳，运耳后高骨

【方法】两拇指交替自眉心向上推至前发际 30 ~ 50 次；再自眉头向眉尾分推 30 ~ 50 次；用食、中指揉太阳穴 30 ~ 50 次；再用食、中指揉耳后高骨 30 ~ 50 次。

【位置】天门穴位于两眉中间至前发际成一直线；坎宫位于自眉头至眉梢的一条横线上；太阳穴在眉梢与目外眦（外眼角）之间，向后约一横指的凹陷处；耳后高骨位于耳后入发际骨骼高突处下方凹陷中。

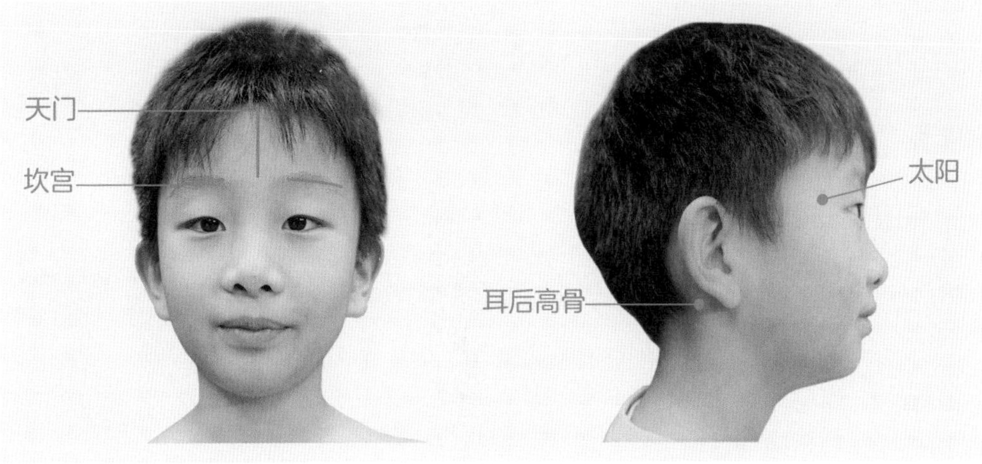

2. 点揉迎香、鼻通穴，搓擦鼻翼

【方法】双手中指点揉迎香、鼻通穴，各揉 100 ~ 300 次，再用食、中两指搓擦鼻翼，以微红为度。

【位置】迎香穴平鼻翼外缘，在鼻唇沟中；鼻通位于鼻翼软骨与鼻甲交界处，鼻唇沟上端尽处。

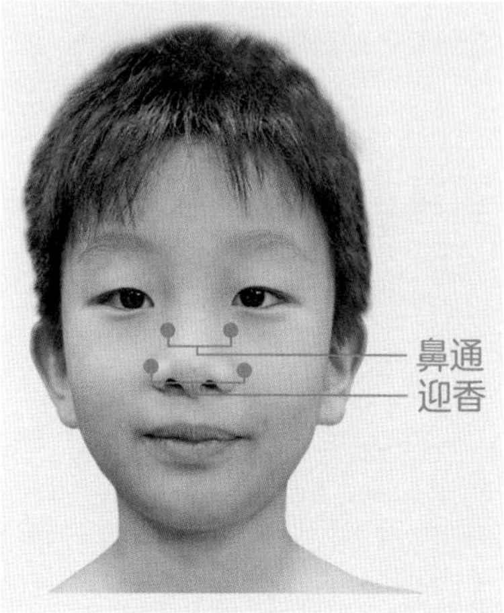

3．清补肺经，补脾经

【方法】用拇指或食、中二指并拢来回推孩子无名指100～300次，即清补肺经；拇指旋推孩子拇指螺纹面100～300次，为补脾经。

【位置】肺经在无名指掌面指根到指尖；脾经在拇指指腹。

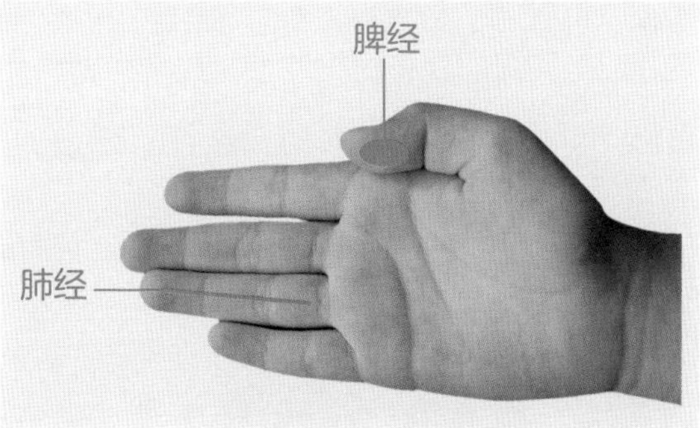

4．点按足三里、丰隆

【方法】用拇指分别点按足三里、丰隆穴各1～2分钟。

【位置】足三里位于外膝眼下3寸，距胫骨前缘约一横指，当胫骨前肌上；丰隆穴在外踝尖上8寸，胫骨前缘外侧，胫腓骨之间。

（足三里的简易取穴法：从下往上触摸小腿外侧，在膝盖下方可触及凸起，由此再往外可触及另一凸起。以两处凸起的连线为底边向下作一正三角形，三角形的顶点即为足三里穴。）

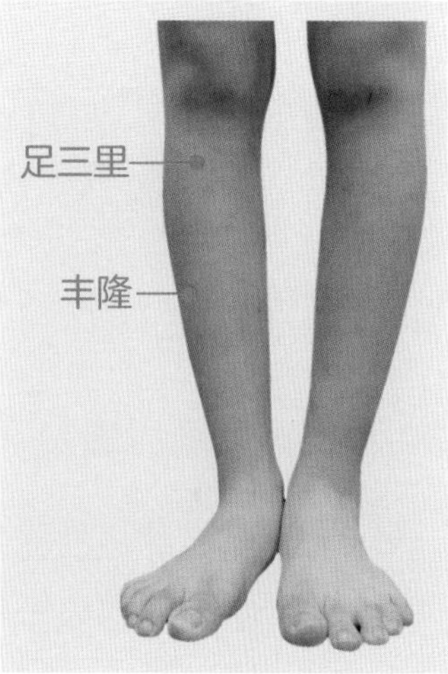

5．按揉肺俞穴，沿肩胛骨内侧缘分推，捏脊

【方法】用两拇指按揉肺俞穴 50 ~ 100 次；再从肩胛骨内上缘自上而下推 100 ~ 300 次；最后从腰骶部向上捏脊 6 ~ 9 遍。

【位置】肺俞穴位于后背，第三胸椎棘突（大椎向下数至第 3 个椎体）下旁开 1.5 寸。

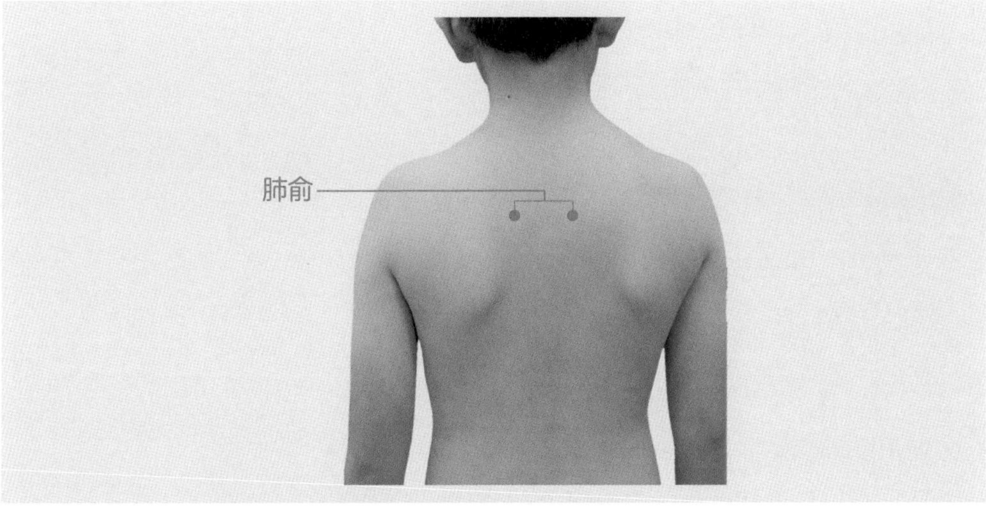

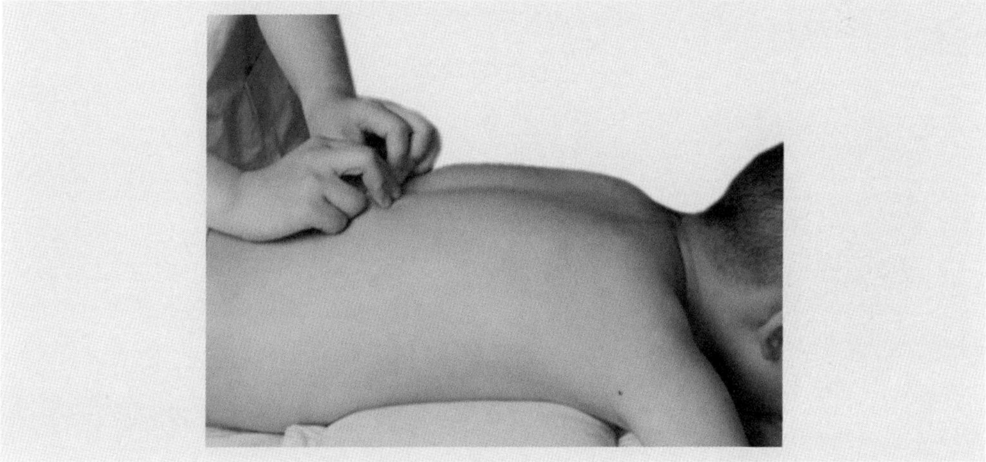

根据孩子年龄大小，上述每一步手法分别操作 1 ~ 3 分钟（建议 3 岁以内 1 分钟左右，3 ~ 6 岁 2 分钟左右，6 岁以上 3 分钟）。以上手法具有清肺补脾、通利鼻窍的作用。每日可操作 1 ~ 2 次，每次 15 分钟左右。

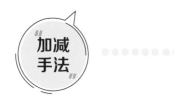

加减手法

1．清水鼻涕多、喷嚏连连

加点揉风池、风府，搓擦风门、肺俞

【方法】用拇指或中指点揉风池、风府穴各 50 ~ 100 次；再用手掌或小鱼际搓擦风门、肺俞，以透热为度。

【位置】风池穴位于胸锁乳突肌与斜方肌上端之间的凹陷处，风府穴位于后发际正中直上 1 寸；风门位于第二胸椎棘突下，旁开 1.5 寸；肺俞位于第三胸椎棘突下，旁开 1.5 寸。

2．鼻塞、鼻涕浓稠

加用排涕手法

【方法】双手中指按压孩子鼻翼，一按一松，同时让孩子配合用鼻子往外呼气，反复操作，以促进鼻涕排出。

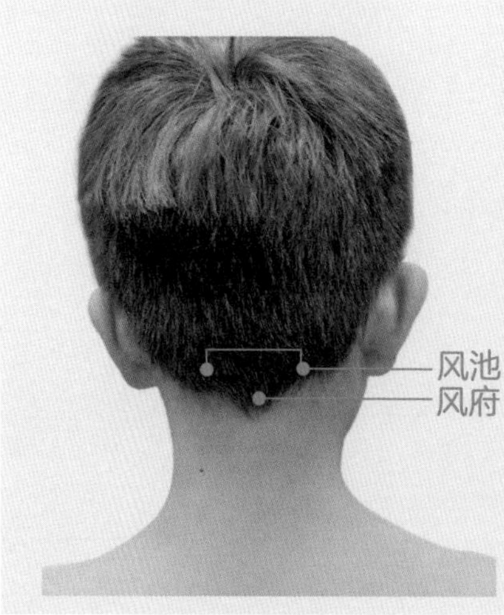

风池、风府

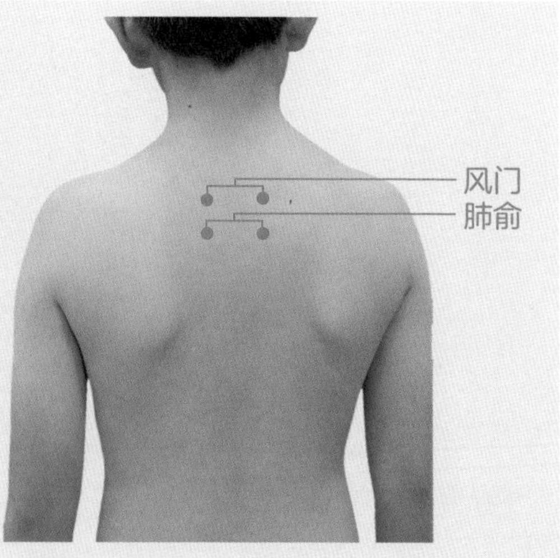

风门、肺俞

小儿鼻炎的家庭护理

（1）如果孩子鼻塞严重，家长可将装有热水的杯子对准孩子的鼻孔，使蒸汽吸入鼻内，可缓解鼻塞症状。用蒸汽熏鼻时注意避免蒸汽烫伤。

（2）用温盐水洗鼻可以有效清洁鼻腔，对于鼻炎的恢复有很好的作用，建议每天清洗 1 ~ 2 次。年龄较小、不能配合的孩子可将盐水倒入小型按压式喷雾瓶中对着宝宝的鼻孔喷，每个鼻孔喷 2 ~ 3 下，一天喷 4 ~ 5 次。

（3）尽量避免接触已知的过敏原，如宠物、羽毛、花粉和一些可引起过敏的食物等，勤开窗通风，保持家居环境干净整洁，孩子的房间内不要放置地毯和毛绒玩具，以减少尘螨的接触。

（4）孩子外出时要戴口罩，尽量不去公共场所，避免感染病菌。养成打喷嚏及咳嗽时用手帕盖住口鼻的习惯，并加强锻炼。

（5）注意气候气温的变化，以免孩子受风着凉，诱发鼻炎，室内湿度建议保持在 40% ~ 60%。

（6）鱼虾等海鲜、牛羊肉等脂肪含量高的肉类及甜食可使症状加重，应避免食用。

厌食

小儿厌食是指孩子较长时间吃饭不香或没有食欲，食量明显少于同龄孩子。偶尔一两天不好好吃饭不能称为厌食。厌食多发生于1～6岁的孩子，除了胃口不好，还有呕吐、便秘、腹痛、腹泻等症状。长期厌食的孩子一般都比较瘦小，体质较差，营养不良，容易生病。

孩子为什么会出现厌食

（1）不健康的饮食习惯：孩子吃了过多的冰激凌、炸鸡、薯片、糖、巧克力等冷饮、油炸食品和甜食，对脾胃造成损伤，使孩子食欲变差。另外孩子在正餐前吃过多的零食或喝饮料，吃饭时看电视，一边吃饭一边玩等，这些不良习惯会扰乱或者抑制胃肠消化功能，使孩子失去吃饭的兴趣。

（2）长期强迫进食：不少家长担忧孩子的营养不够，经常强迫孩子多吃，使孩子从心理上对饮食产生负面情绪，抗拒进食，逐步演变到条件反射性拒食，最终出现小儿厌食症。

（3）受惊吓或精神刺激：孩子因学业压力等精神过度紧张，或受到惊吓、睡眠不好，可影响消化液正常分泌，导致食欲减退。

（4）营养素缺乏：缺乏钙、锌、铁等元素会影响味觉和食欲，导致厌食。

（5）药物影响：许多药物都会有影响食欲的副作用，如抗生素等。另外长期服用维生素A以及维生素D也可能导致小儿厌食。

（6）天气原因：湿度过高、气候过暖等也可以影响神经调节及消化功能，从而造成小儿食欲减退。

怎么区分厌食和偏食、挑食

厌食是孩子较长时间的食欲减退；而偏食和挑食指孩子对某种或某些食物特别感兴趣，可以正常吃这种食物，但对于其他食物连碰都不碰。最常见的是喜欢肉食、甜食，不喜欢吃蔬菜。挑食和偏食的孩子家长要注意正确引导孩子，自己以身作则各种菜都吃，并且不要当着孩子批评饭菜，要经常变换饭菜花样以调动孩子的食欲，以免饮食营养不均衡，对孩子发育造成影响。

特色推拿疗法

基本手法

1. 补脾经，清肝经，揉板门，掐揉四横纹，运内八卦

【方法】用拇指旋推孩子拇指指腹 200 ~ 300 次，即补脾经；用食、中二指或除拇指外的四指并拢，自指根向指尖方向推孩子食指 200 ~ 300 次，为清肝经；拇指按揉板门 200 ~ 300 次；再掐揉四横纹 15 ~ 30 次，掐完揉一揉；最后用一手拇指压住中指根部，用另一手拇指自小鱼际向大鱼际方向画圆，运内八卦 100 ~ 200 次。

【位置】脾经在拇指指腹；肝经在食指掌面指根到指尖；板门即手掌大鱼际处；四横纹位于手掌面，食、中、无名、小指第一指间关节横纹处；内八卦是以手掌中心（内劳宫）为圆心，圆心至中指根距离的 2/3 为半径的圆周。

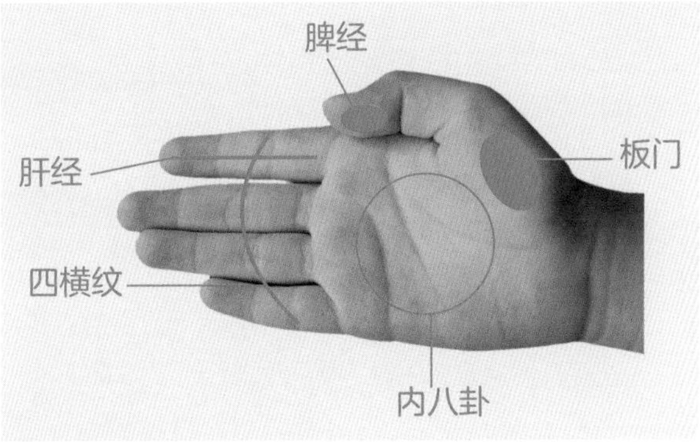

2．按揉中脘，摩揉胃脘部

【方法】用食、中二指按揉中脘 100 ~ 200 次；再用除拇指外的四指并拢，轻揉胃脘部（上腹部）2 分钟。

【位置】中脘穴位于上腹部，前正中线上，肚脐上 4 寸（约在胸骨下端与肚脐连线的中点）。

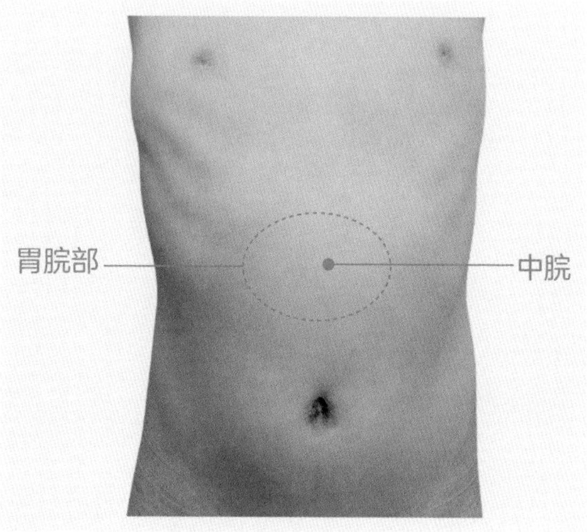

3．揉肚脐，点揉天枢、气海，摩腹

【方法】用食、中二指按揉肚脐 100 ~ 200 次；再用拇指或食、中二指点揉天枢、气海穴各 100 ~ 200 次；最后用全掌顺时针摩腹部 100 ~ 200 次。

【位置】天枢位于肚脐旁开 2 寸（孩子的食、中、无名指三指并拢，肚脐左右三指宽的距离即是）；气海穴位于下腹部，前正中线上，肚脐下 1.5 寸。

（气海穴简易取穴法：直线连接肚脐与耻骨上方正中的位置，将其等分成十份，从肚脐向下 3/10 的位置即是气海。）

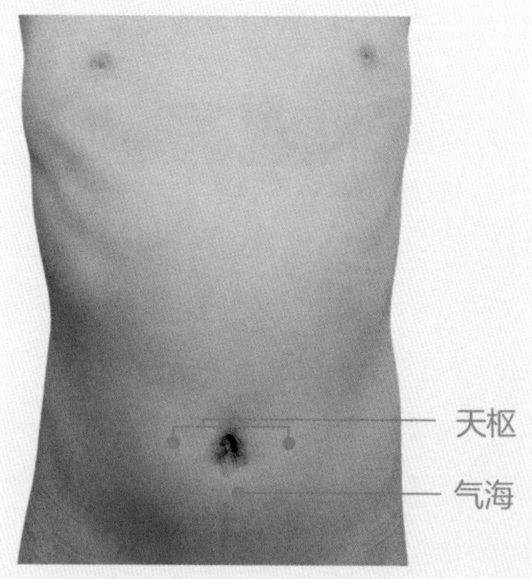

4．点揉脾俞、胃俞，捏脊

【方法】用双拇指点揉两侧脾俞、胃俞穴各 30 ~ 50 次，再从腰骶部向上捏脊 6 ~ 9 遍，重点在脾俞和胃俞处上提。

【位置】脾俞位于第十一胸椎棘突下，旁开 1.5 寸；胃俞位于第十二胸椎棘突下，旁开 1.5 寸。

（脾俞穴、胃俞穴的简易取穴法：两肩胛下角的连线与脊柱交叉处约为第七胸椎棘突，向下数 4 个椎体、旁开 2 指处即是脾俞；向下数 5 个椎体、旁开 2 指处即是胃俞。）

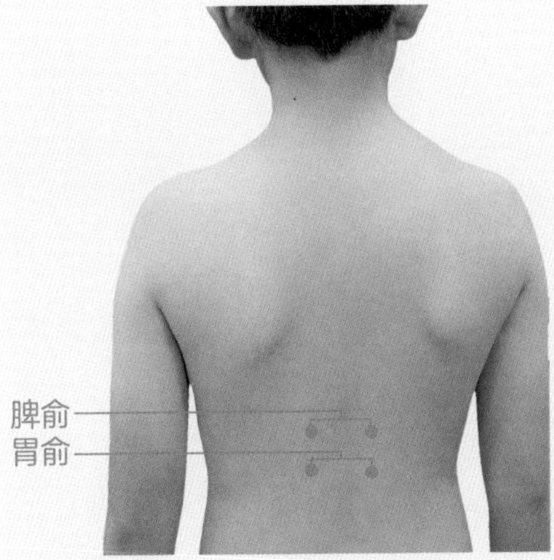

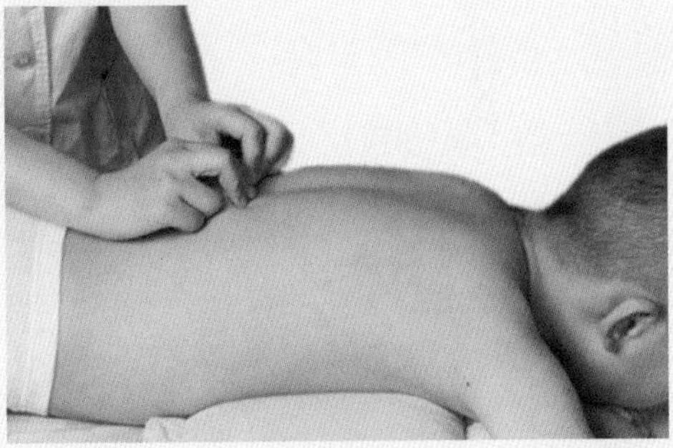

根据孩子年龄大小，上述每一步手法分别操作 1 ~ 3 分钟（建议 3 岁以内 1 分钟左右，3 ~ 6 岁 2 分钟左右，6 岁以上 3 分钟）。以上手法可以增强胃肠蠕动，改善消化功能，可在一定程度上改善厌食的症状。

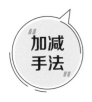

加减手法

1. 有食积症状

加清大肠，捏脊时重提脾俞至肝俞

【方法】用食、中两指自指根向指尖方向推孩子食指桡侧 200 ~ 300 次，即为清大肠；再捏脊 6 ~ 9 遍，在脾俞至肝俞处用力上提。

【位置】大肠经在食指桡侧缘，自指尖到指尖；脾俞在第十一胸椎棘突下旁开1.5寸，肝俞在第九胸椎棘突下旁开1.5寸。

2. 厌食，便秘

加揉膊阳池、下推七节骨

【方法】用拇指按揉膊阳池100～200次；再让孩子俯卧，用食、中两指或除拇指外的四指并拢自上向下推七节骨200～300次。

【位置】膊阳池在腕背横纹上3寸（被取穴者手四指并拢，以中指指节横纹为准，四指的宽度为3寸）；七节骨位于第四腰椎棘突（两侧骨盆上缘最高点连线与后正中线的交点）至尾骨尖成一直线。

3. 厌食，腹部摸着较凉

加推三关

【方法】一手握住孩子手掌，露出前臂，用另一手食中两指或除拇指外的四指并拢，自腕横纹向肘横纹推三关200～300次。

【位置】三关位于前臂桡侧，腕横纹至肘横纹成一直线。

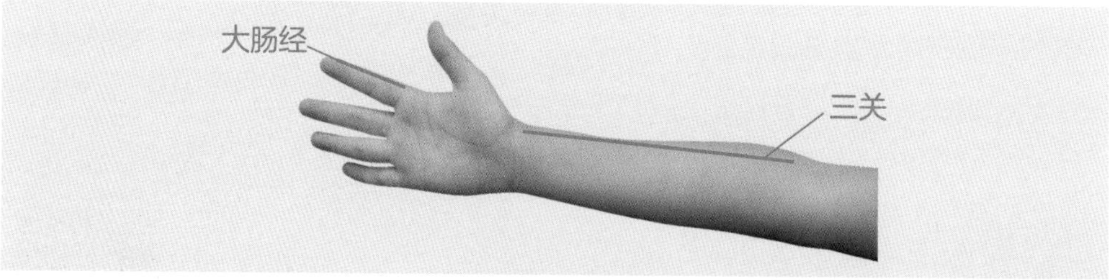

大肠经、三关

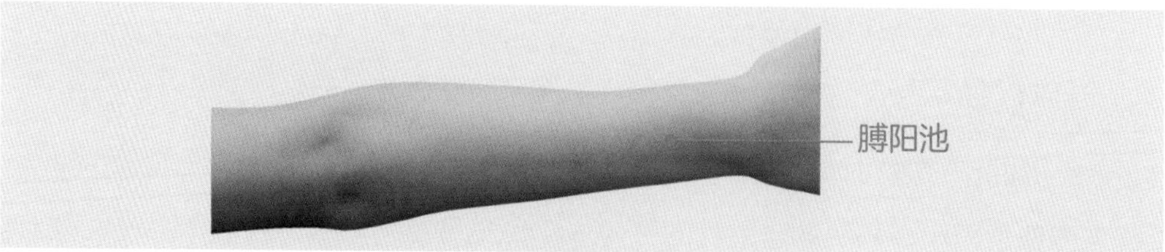

膊阳池

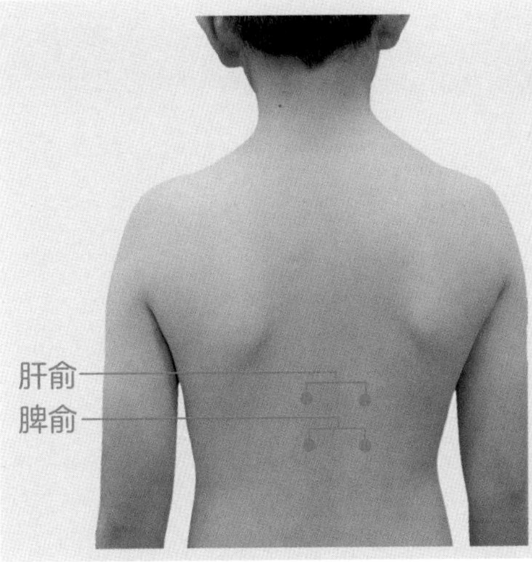

脾俞、肝俞

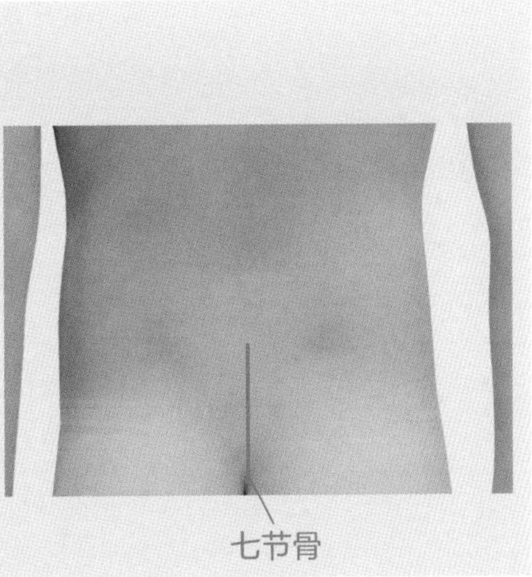

七节骨

小儿厌食的家庭护理

（1）培养孩子定时定点就餐的习惯：家长要尽量让孩子定时定点定量吃饭，饭前不吃零食、饮料等。不要让孩子吃饭时随意下桌玩耍，更不要追着喂，若不听劝阻可少吃一顿。如果孩子没有吃饱，在非吃饭时间要求加餐，家长要温和而坚定地拒绝，并借此机会给孩子灌输正确的饮食观念。

（2）注意营养均衡，做到荤素搭配，同时家长要经常变换饮食的品种，每周的膳食结构尽量多样化，比如土豆，可以炒、做土豆泥或者红烧，让孩子品尝到不同的味道。也可以将食物做出或摆出各种小动物的图形，提高膳食对孩子的吸引力，增加孩子进食的欲望。

（3）营造良好的就餐环境：对于大一些的孩子，尽量要求其和大人同桌吃饭，训练独立吃饭的能力。大人在吃饭时不要高谈阔论，安静的氛围有利于孩子专心就餐。家长应尽量让孩子在愉快的心情下进食，最忌讳的就是威胁恐吓或训斥孩子，给孩子造成抗拒心理。

便秘

孩子排便次数明显减少，每2～3天或更长时间一次，无规律，粪质干硬，排便费力都是便秘的表现。由于粪便不能及时排出，在体内停留时间过长，很多便秘的孩子还有腹胀、口臭、恶心、食欲下降、低热等症状。长期便秘还影响孩子的精神和情绪，出现注意力不集中、缺乏耐性、贪睡、爱哭等，对儿童的智力发育造成不利影响。

多喝水并不能解决便秘问题

很多孩子有偏食、挑食的习惯，喜欢吃肉和油炸食品，不喜欢吃菜，主食吃的过于精细，很少吃粗粮。由于食物中蛋白质含量过高，水和碳水化合物不足，肠道菌群发酵过程少，大便易呈碱性、变干从而引起便秘。这种情况下，多喝水并不能解决便秘问题。家长应调整孩子的膳食结构，在食物中增加膳食纤维的摄入，并帮助孩子养成按时排便的习惯。

有的便秘与精神因素有关

除了不合理的饮食容易引起便秘，行为因素和精神因素也是小儿功能性便秘的常见原因。有的孩子贪玩，在玩耍时虽有便意却没有及时去排便；有的孩子上幼儿园以后，对陌生人或者陌生环境有恐惧心理，不愿意在幼儿园排便；有的孩子上学后课业压力大，课间休息时间短，因而有意识地回家上厕所。以上因素都会导致孩子不能建立一个良好的排便规律，久而久之造成了便秘。

另有20%的孩子在发生便秘前曾受突然的精神刺激，或环境和生活习惯的突然改变，如父母离异、搬迁新居、考试升学等。精神因素可造成胃肠运动延缓、蠕动过慢，粪便不易排出。

小儿长期便秘的危害

（1）影响体格发育。由于长期便秘，食物残渣及其代谢产物不能及时排出体外，易致腹痛、腹胀、食欲变差，久而久之出现厌食，进而影响孩子的生长发育。

（2）诱发多种疾病。大量粪便在肠道长时间蓄积，许多毒素可经肠壁再吸收进入血液循环，导致免疫功能下降。因此便秘的孩子易发感冒、急性扁桃体炎、支气管炎等呼吸系统疾病。

（3）影响智力发育。便秘时，食物及其代谢产物积滞于肠道内，由于肠道细菌的作用而发酵腐败，产生大量有害气体和毒物，经肠壁吸收进入血液，到达脑组织，使脑神经的正常功能受到破坏，不仅影响小儿的记忆力，而且影响逻辑思维和创造力。

（4）易导致儿童遗尿。有研究指出，由于粪便在肠道内积蓄体积变大，长期膨胀的直肠持续压迫膀胱，导致膀胱容量减少、收缩力减弱，使尿液在膀胱中滞留时间缩短、排尿控制力变差，引起儿童白天尿频、夜间遗尿。

特色推拿疗法

基本手法

1．清大肠，运水入土，点按膊阳池、上巨虚

【方法】用食、中两指自指根向指尖方向推孩子食指桡侧 200 ~ 300 次，即清大肠；孩子掌心向上，用拇指从孩子小指指根起，沿小鱼际、小天心、大鱼际运至拇指根部 100 ~ 200 次，即运水入土；最后用拇指点按膊阳池、上巨虚各 30 ~ 50 次。

【位置】大肠经在食指桡侧缘，自指尖到指根；膊阳池位于腕背横纹上3寸；上巨虚位于小腿外侧，足三里下3寸。

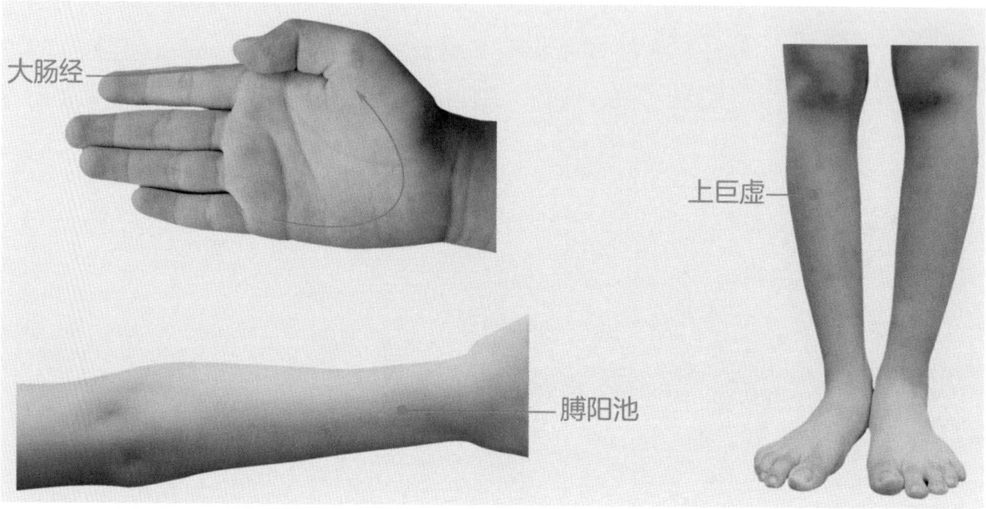

2．顺时针摩揉全腹

【方法】孩子仰卧，家长在其右侧，四指并拢或用手掌按右下腹→右上腹→左上腹→左下腹的顺序先摩腹100～200次，再揉腹100～200次。

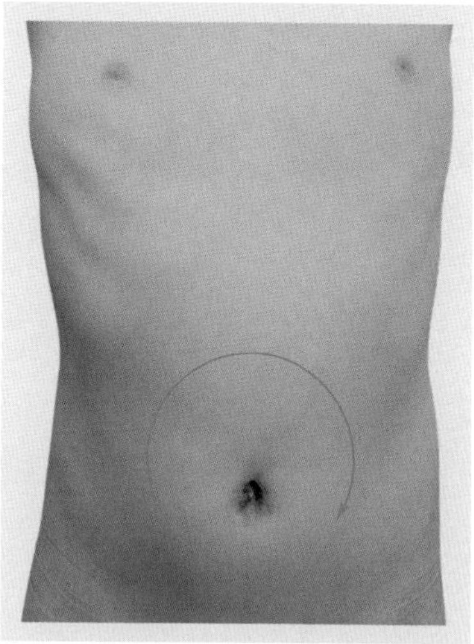

3．屈髋做环转活动

【方法】孩子仰卧，家长在其右侧，一手四指按压住孩子左下腹，另一手扶左膝下，使孩子左下肢屈髋屈膝做从右向左的环转活动，操作10～20次。

4. 点揉大肠俞，下推七节骨

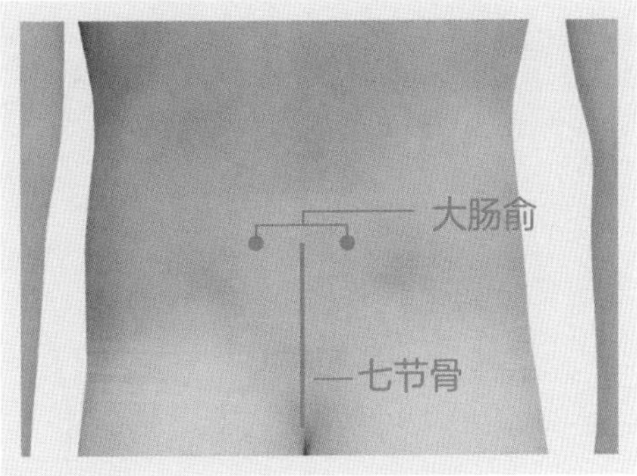

【方法】两拇指点揉大肠俞穴 100 ~ 200 次；再用食、中两指或除拇指外的四指并拢，自上向下推七节骨 200 ~ 300 次。

【位置】大肠俞位于第四腰椎棘突（两侧骨盆上缘最高点连线与后正中线的交点）下，旁开 1.5 寸；七节骨位于第四腰椎棘突至尾骨尖呈一直线。

根据孩子年龄大小，上述每一步手法分别操作 1 ~ 3 分钟（建议 3 岁以内 1 分钟左右，3 ~ 6 岁 2 分钟左右，6 岁以上 3 分钟）。以上手法可行气通便，促进胃肠蠕动，有助于孩子排便。腹部手法操作不宜太快，揉腹频率 30 ~ 50 次 / 分，避免太快引起孩子不适。

加减手法

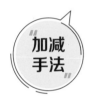

1. 便秘，腹胀，口臭，小便黄

加清肝经、揉板门、退六腑

【方法】用食、中两指在孩子食指掌面自指根向指尖方向推 100 ~ 200 次，即为清肝经；再用拇指按揉板门 200 ~ 300 次；用食、中两指或除拇指外的四指并拢，自肘横纹向腕横纹推前臂尺侧 50 ~ 100 次，即退六腑。

【位置】肝经在食指掌面指根到指尖；板门即手掌大鱼际处；六腑穴在前臂内侧，肘横纹至腕横纹成一直线。

2. 虽有便意但很难排出，平时易疲劳，汗出较多

加揉二马，点揉气海、关元，按揉肺俞、脾俞、肾俞

【方法】用拇指按揉二马穴 100 ~ 200 次；食、中二指点揉气海、关元穴各

30 ~ 50 次；再用两拇指按揉两侧肺俞、脾俞、肾俞穴各 30 ~ 50 次。

【位置】二马穴在手背，第四、五掌指关节后方，两掌骨间凹陷中；气海穴位于下腹部，前正中线上，肚脐下 1.5 寸；关元穴位于下腹部，前正中线上，肚脐下 3 寸；肺俞位于第三胸椎棘突下，旁开 1.5 寸；脾俞位于第十一胸椎棘突下，旁开 1.5 寸；肾俞位于第二腰椎棘突下，旁开 1.5 寸。

（关元穴的简易取法：孩子食指至小指并拢，横放在肚脐下方，肚脐下正中线与手指边缘的交点即为关元。）

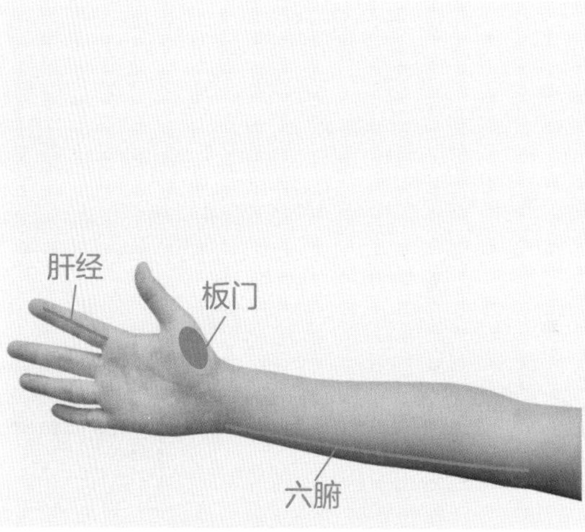

肝经、板门、六腑

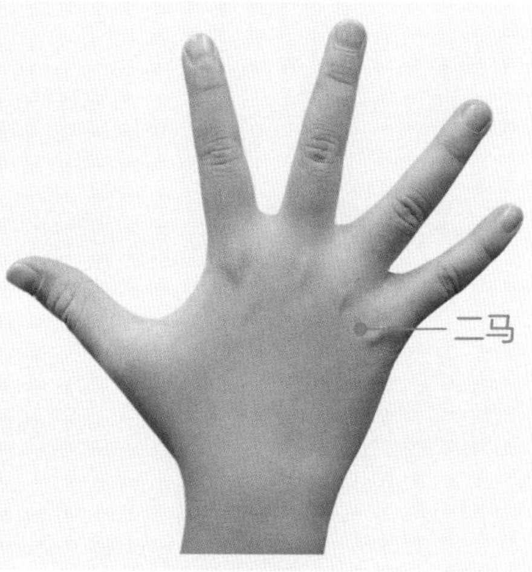

二马

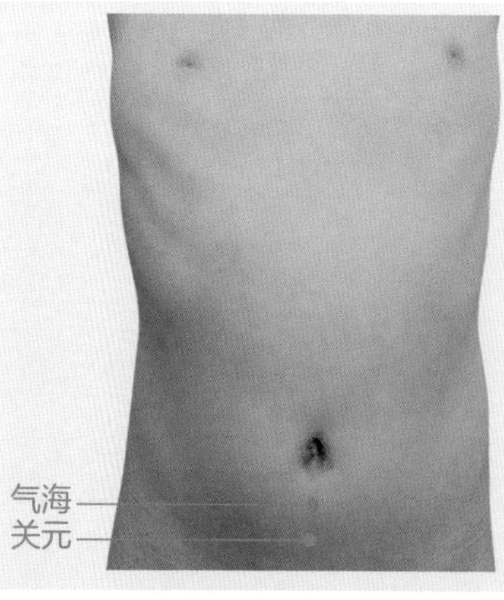

气海、关元

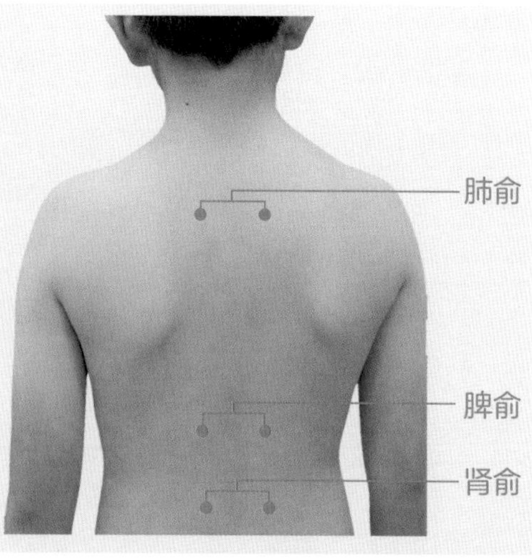

肺俞、脾俞、肾俞

小儿便秘的家庭护理

（1）婴儿发生便秘，可另加润滑肠道的食物，如蔬菜汁或苹果汁、梨汁等，但不能长期吃，大便不硬即可。6 个月以上的宝宝可适当增加富含膳食纤维的食物，如煮热的菜泥、果泥等。同时注意观察孩子大便，以大便规律、无不消化的食物残渣为宜。

（2）便秘儿童，膳食中应增加含纤维素较多的蔬菜（如芹菜、菠菜、白菜等）和水果，适当食用粗糙多纤维的杂粮，如薯类、玉米等。每天给孩子喝足量的水，以避免因肠内水分不足，致使大便干燥。

（3）排便习惯训练。对于便秘的孩子，只要一有便意就鼓励其排便，能自己控制排便的孩子应按时督促其排便，培养良好的排便条件反射。此反射作用在早餐后最强，在这个时间里试着排便最容易成功。可在盆中倒入 60℃左右的热水，令孩子坐浴，用热水熏蒸肛周，增强肛周的湿润度，以消除孩子大便时肛门疼痛的恐惧心理。

（4）增加活动量。鼓励孩子多活动，活动能增加肠蠕动，并使排便肌肉力量增强。

腹泻

腹泻是以大便次数增多、每日3～5次甚至更多，便质稀薄不成形甚至水样大便为特征的一种小儿常见病。中医也叫“泄泻”。除腹泻外，常有恶心、呕吐、腹痛、发热、口渴等症状。严重泄泻会引起脱水，孩子可见尿少、体温升高、皮肤弹性变差、眼眶凹陷等，需要高度重视。

根据大便的性状判断腹泻原因

（1）感受风寒。孩子睡觉没盖好被子，或者玩耍时腹部着凉，都会使肠道蠕动加快，造成排便次数的增多。表现为大便清稀有泡沫，肠鸣腹痛，如感冒同时还有怕冷发热、流清鼻涕、咳嗽等。

（2）感受湿热。多见于夏秋之间，表现为大便次数增多，便质稀且有恶臭味，口渴，小便黄。

（3）饮食不当。孩子消化功能比较弱，若喂养不当，吃多了生冷油腻或难以消化的食物，均可损伤脾胃而泄泻。表现为大便酸臭，泻后腹痛立刻缓解，口臭，没有食欲，或恶心呕吐，舌苔厚。

（4）脾胃虚弱。孩子体质较差，或喂养失当，或病后脾胃大伤，形成脾虚泄泻。表现为反复拉肚子，时轻时重，大便不成形、颜色淡、不臭，便中有不消化的食物残渣，形体消瘦，没有精神，有的孩子睡觉闭不严眼睛，夜间出汗多。

如何判断孩子是否脱水及严重程度

可通过观察孩子眼窝有没有凹陷、眼泪的多少、口唇是否湿润、尿量的多少、皮肤的弹性、精神状态等来判断其是否有脱水及其严重程度。

轻度的脱水，会出现口唇略干燥，小婴儿的前囟门略有凹陷，尿量比平时少，轻度脱水不影响孩子皮肤弹性和精神状态，这一点要记住。

中度脱水除了会使以上症状加重，还会使皮肤弹性变差。可以用手捏捏孩子腹部的皮肤，松开后孩子的皮肤迅速复原，则表示弹性好。如果复原慢或者是皮肤褶皱，像老人皮，说明孩子的皮肤弹性变差。同时孩子有明显的口渴、嘴唇干燥，眼眶凹陷，没有精神或烦躁不安。

重度脱水，除了以上的症状变得更加严重外，还会出现循环障碍，孩子少尿或者是无尿，四肢冰凉，身上会出现紫色花纹，精神状态非常差。

特色推拿疗法

基本手法

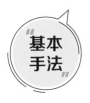

1．补脾经，清小肠

【方法】用拇指旋推孩子拇指指腹 200 ~ 300 次，即补脾经；用食、中两指自指根向指尖方向推孩子小指尺侧 200 ~ 300 次，即清小肠。

【位置】脾经在拇指指腹；小肠经在小指尺侧缘，从指根到指尖呈一直线。

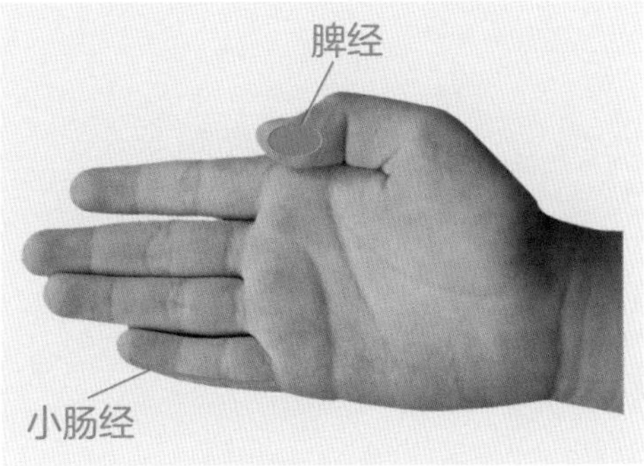

2．按揉天枢，分腹阴阳

【方法】两拇指按揉两侧天枢穴 200 ~ 300 次；再用两拇指沿肋弓边缘，在上腹部由中间向两边推 100 ~ 200 次，即为分腹阴阳。

【位置】天枢穴在肚脐旁开 2 寸（孩子的食、中、无名指三指并拢，肚脐左右三指宽的距离即是）。

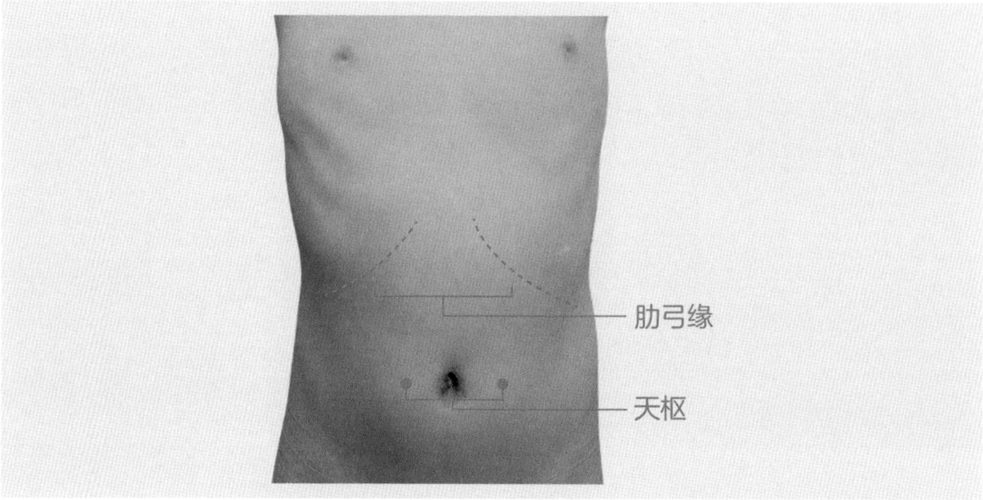

3．按揉足三里、脾俞、大肠俞

【方法】拇指按揉足三里 30 ~ 50 次；再用两拇指按揉两侧脾俞、大肠俞各 30 ~ 50 次。

【位置】足三里位于小腿外侧，外膝眼下 3 寸，犊鼻与解溪连线上；脾俞位于第十一胸椎棘突下，旁开 1.5 寸；大肠俞位于第四腰椎棘突下，旁开 1.5 寸。

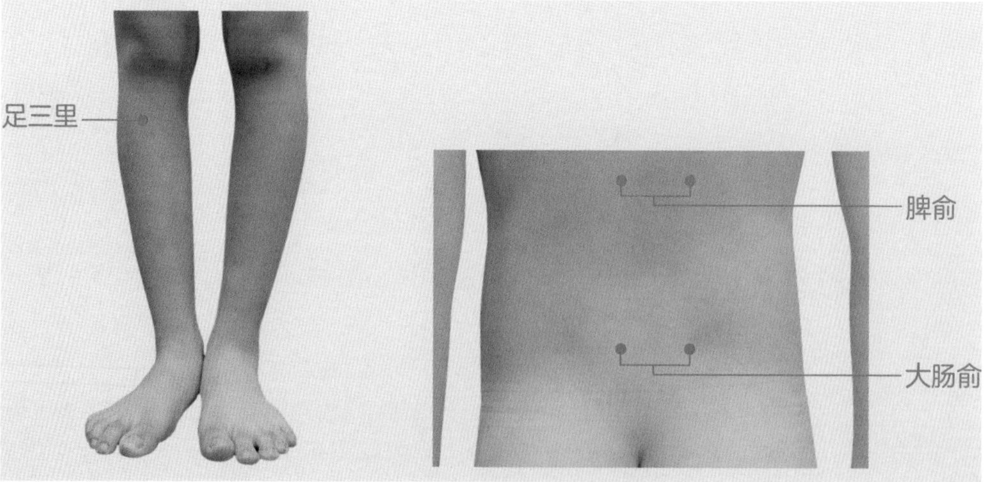

4．捏脊

【方法】从腰骶部向上捏脊 6 ~ 9 遍。

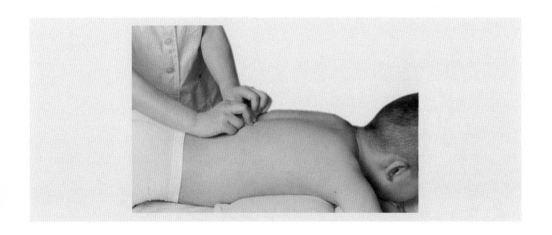

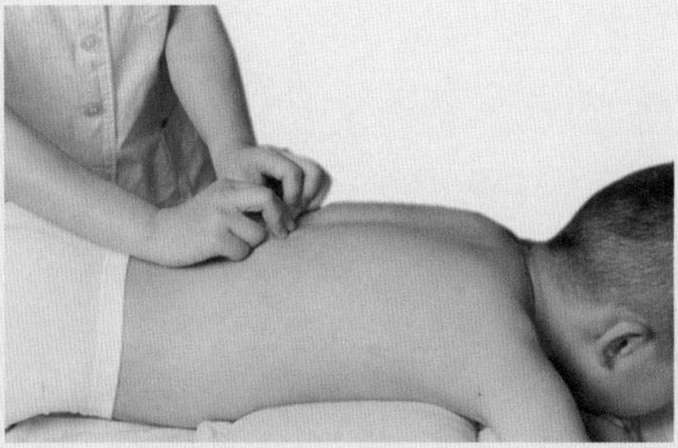

根据孩子年龄大小，上述每一步手法分别操作 1 ~ 3 分钟（建议 3 岁以内 1 分钟左右，3 ~ 6 岁 2 分钟左右，6 岁以上 3 分钟）。以上手法可以调理脾胃，改善肠道蠕动，增强抵抗力等作用，一定程度减轻孩子泄泻症状。

“加减手法”

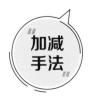

1．大便稀，有泡沫，伴腹痛

加补大肠，推三关，逆时针摩腹，搓擦肺俞、大肠俞，上推七节骨

【方法】用食、中两指自指尖向指根方向推孩子食指桡侧 200 ~ 300 次，即补大肠；用食、中两指或除拇指外的四指并拢，自腕横纹至肘横纹推前臂桡侧 100 ~ 200 次，即推三关；让孩子仰卧，家长在其右侧，用四指或手掌逆时针摩腹 100 ~ 200 次；随后孩子俯卧位，用手掌搓擦肺俞、大肠俞各 50 ~ 100 次，以透热为度；最后用两拇指交替自尾骨尖向上推七节骨 200 ~ 300 次。

【位置】大肠经在食指桡侧缘，自指尖到指根；三关位于前臂桡侧，腕横纹至肘横纹成一直线；肺俞在第三胸椎棘突（大椎向下数至第 3 个椎体）下，旁开 1.5 寸；大肠俞在第四腰椎棘突（两侧骨盆上缘最高点连线与后正中线的交点）下，旁开 1.5 寸；七节骨位于第四腰椎棘突至尾骨尖呈一直线。

2．大便稀且很臭，伴口臭、腹胀

加清大肠，揉板门，退六腑，顺时针摩腹，下推七节骨

【方法】用食、中两指自指根向指尖方向推孩子食指桡侧 200 ~ 300 次，即清大肠；再用拇指按揉板门 200 ~ 300 次；然后一手握住孩子手掌，另一手食、中两指或四指并拢自肘横纹向腕横纹推前臂尺侧 50 ~ 100 次，即退六腑；随后孩子仰卧，家长在其右侧，用四指或手掌顺时针摩腹 100 ~ 200 次；最后孩子俯卧位，用食、中两指或除拇指外的四指并拢向下推七节骨 200 ~ 300 次。

【位置】大肠经在食指桡侧缘，自指尖到指根；板门即手掌大鱼际处；六腑穴在前臂内侧，肘横纹至腕横纹成一直线；七节骨位于第四腰椎棘突至尾骨尖呈一直线。

3．反复拉肚子，时轻时重，大便中有未消化的食物

加补大肠，推三关，揉中脘、气海、关元，上推七节骨

【方法】补大肠、推三关、上推七节骨见上述方法；揉中脘、气海、关元各 30 ~ 50 次。

【位置】中脘穴位于上腹部，前正中线上，肚脐上 4 寸（约在胸骨下端与肚脐连线的中点）；气海穴位于下腹部，前正中线上，肚脐下 1.5 寸；关元穴位于下腹部，前正中线上，肚脐下 3 寸。

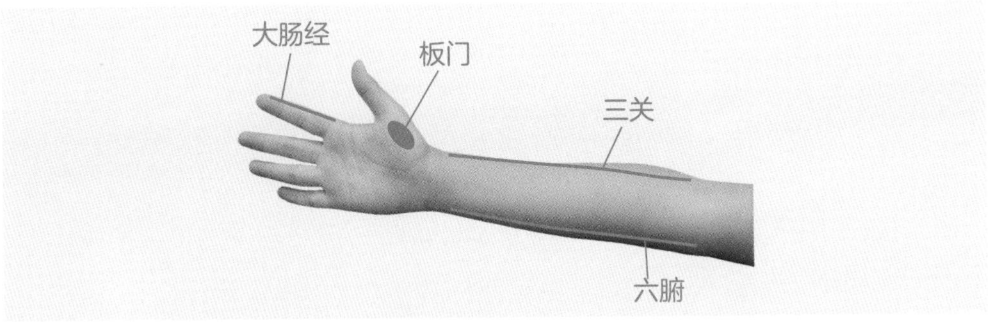

大肠经、板门、三关、六腑

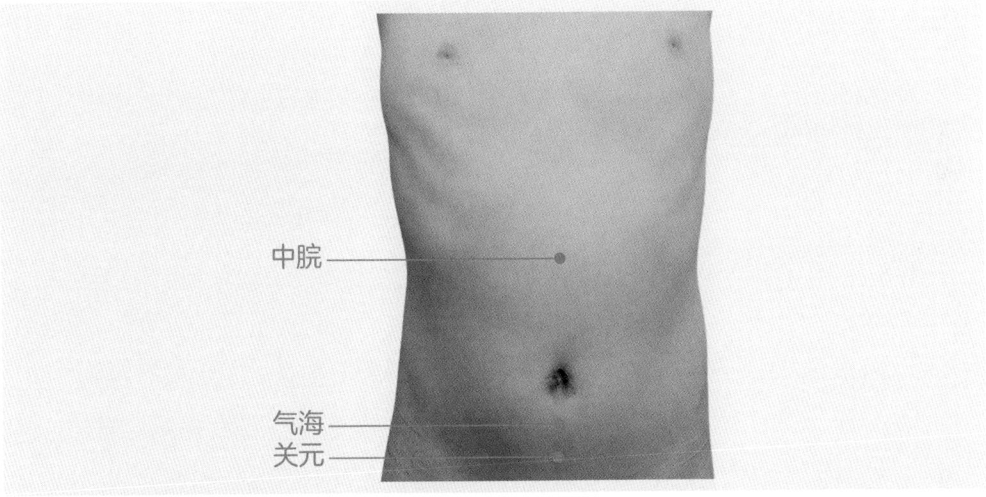

中脘、气海、关元

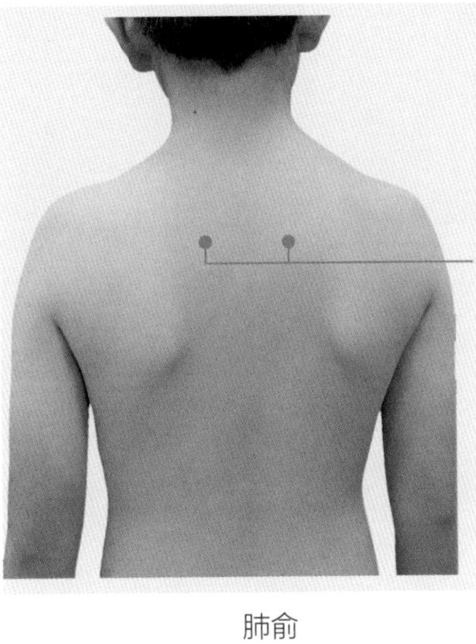

肺俞

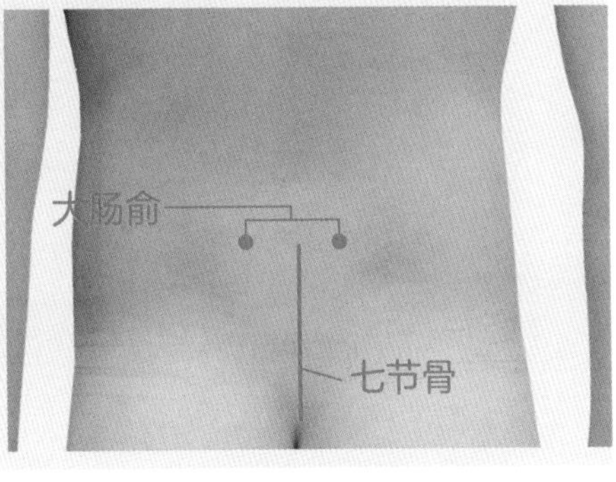

大肠俞、七节骨

小儿腹泻的家庭护理

（1）注意气候变化，及时添减衣服，避免受凉，孩子睡觉时注意盖好被子，不要露出肚子。

（2）孩子腹泻期间应减少进食量，可少食多餐；饮食宜温热、清淡、易消化，避免食用脂肪含量高的肉类和叶菜、笋类、全谷类等纤维含量高的食物以及辛辣刺激性食物，以减轻胃肠道负担。日常可用山药、红枣、薏苡仁、莲子等熬粥以健脾养胃，添加辅食也应循序渐进，注意饮食卫生。

（3）母乳喂养的婴幼儿要控制好吃奶量，不要吃太饱，喂奶的间隔时间比平时要长一些，要让宝宝的肠胃有足够的时间休息，腹泻症状也会有所改善。

喂食婴儿配方奶的宝宝，可暂时提供“半奶”喂食，即奶粉稀释到平时的一半浓度，也就是依正常水量给予双倍，或水量一定而奶粉量减半。不过这样的牛奶浓度不宜持续太久，腹泻症状改善后，应渐渐调回正常浓度，以免肠道营养不足，延长肠道功能恢复的时间。若在使用半奶喂食宝宝之后腹泻情况仍未改善，可选用不含乳糖及蔗糖的“止泻奶粉”或“豆奶配方”，使用的时间约 2 ~ 3 周，之后再以渐进式的方法慢慢换回原来的配方。

（4）保持小儿皮肤和内衣清洁干燥，勤换尿布，尿布宜软、吸水性强且透气。每次便后用温水洗臀部，擦上护臀霜；纸尿裤或尿布要及时换，保证臀部干爽透气。

（5）家长要加强对孩子体温监测，观察孩子大便颜色、形状，随时留存大便去医院进行化验，排除感染性原因，同时要关注孩子精神状态，若孩子出现反复泄泻、精神状态不佳时，要及时去医院就诊。

呕吐

呕吐是胃中的食物及消化液经食管和口腔排出体外的现象，可以是正常的生理现象，也可以是某些疾病的表现。轻微的呕吐会影响进食，反复呕吐则可致水、电解质和酸碱平衡紊乱，较长时间的呕吐可导致营养障碍、发育不良等。

宝宝溢奶属于生理性呕吐

宝宝的生理性呕吐和胃肠功能发育不健全及喂养不当有关，比如吃得过饱、吃奶不规律、睡觉姿势及喂奶姿势不正确等都容易引起出现呕吐或溢乳。这种呕吐会随着宝宝的发育和添加辅食后逐渐缓解。宝宝没有其他不适，对生长发育也没有影响。

病理性呕吐，也就是因为疾病引起的呕吐，比如呼吸道疾病、肠道疾病、脑部疾病等都容易引起宝宝呕吐。呕吐的同时常常会伴有其他症状，比如发热、食欲下降、哭闹、烦躁不安、精神萎靡等，如果是脑部疾病引起的呕吐，以喷射性呕吐为主，要格外引起家长的注意，及时就医。

如何判断孩子的呕吐是否严重

若宝宝呕吐时出现下列情况，必须立即去医院诊治：

① 呕吐呈喷射状，呕吐物可溅到床边或地板上；呕吐剧烈；

② 脖子僵硬或头痛；

③ 呕吐物中带鲜血或暗褐色物质；

④ 呕吐物呈黄绿色；

⑤ 怀疑脱水（如何判断脱水可参考“腹泻”一节的“如何判断孩子是否脱水及严重程度”）;

⑥ 呕吐频繁（24 小时内大于 3 次）;

⑦ 伴有发热、腹痛或尖声哭叫等症状。

特色推拿疗法

基本手法

1. 横纹推向板门，点揉内关，运内八卦

【方法】用拇指自腕横纹向拇指根部方向推板门 100 ~ 200 次；再点揉内关穴 30 ~ 50 次；然后一手拇指按住中指指根，另一手拇指沿小鱼际至大鱼际方向在掌心画圆 100 ~ 200 次，即顺运内八卦。

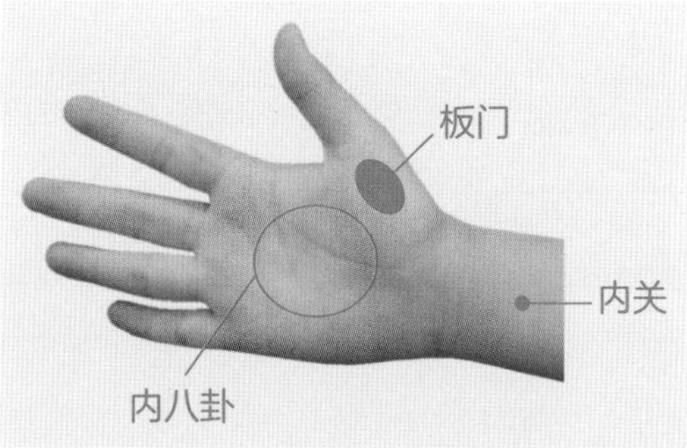

【位置】板门位于手掌大鱼际；内关在前臂掌侧，腕横纹中点上 2 寸（腕横纹至肘横纹距离为 12 寸）；内八卦是以手掌中心（内劳宫）为圆心，圆心至中指根距离的 2/3 为半径的圆周。

2. 自天突向中脘推，轻摩胃脘部

【方法】用拇指或掌根从天突推向中脘 30 ~ 50 次；再用手掌轻摩上腹部 100 ~ 200 次。

【位置】天突位于颈部，胸骨上窝中央（两锁骨中间凹陷的地方）；中脘穴位于脐上 4 寸（大约在胸骨下端与肚脐连线的中点）。

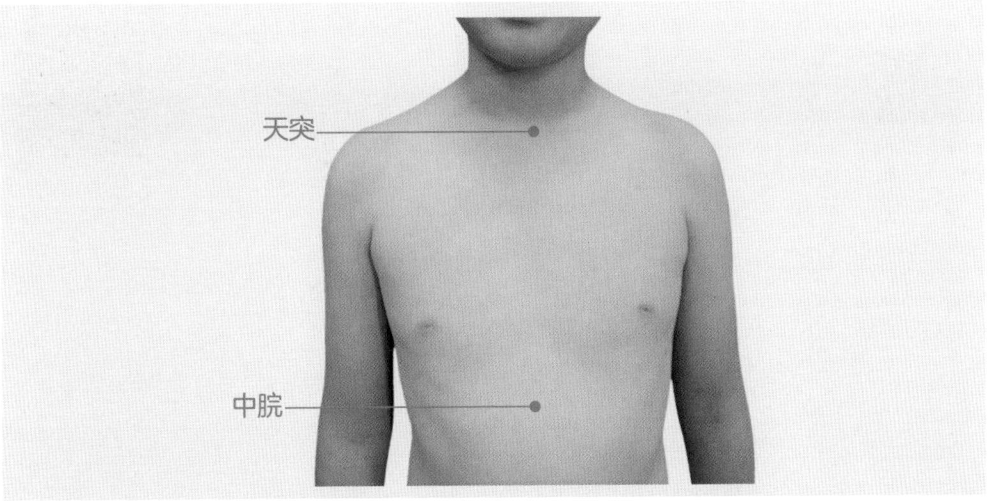

3. 下推天柱骨，点揉胃俞

【方法】孩子坐位或俯卧位，用食、中两指或除拇指外的四指并拢，自颈后发际正中向下推至大椎 200 ～ 300 次，即下推天柱骨；再用两手拇指点揉两侧胃俞穴 30 ～ 50 次。

【位置】天柱骨位于颈后发际正中至大椎（第七颈椎，颈后最高突的骨头）成一直线；胃俞位于第十二胸椎棘突下，旁开 1.5 寸。

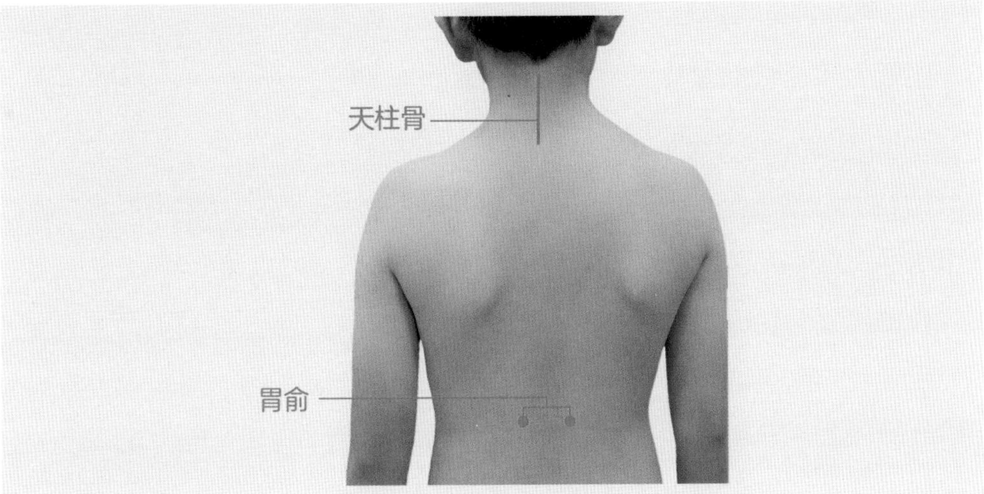

根据孩子年龄大小，上述每一步手法分别操作 1 ～ 3 分钟（建议 3 岁以内 1 分钟左右，3 ～ 6 岁 2 分钟左右，6 岁以上 3 分钟）。

加减手法

1．呕吐，发热

加清天河水、从上至下推脊及后背

【方法】先用食、中两指自腕横纹向肘横纹推 200 ～ 300 次，即清天河水；再用除拇指外的四指或手掌自上而下推脊柱及其两侧 30 ～ 50 次。

【位置】天河水在前臂内侧正中，腕横纹至肘横纹成一直线。

2．呕吐，肚子发凉

加推三关，揉一窝风

【方法】用食、中两指自腕横纹向肘横纹推前臂桡侧 200 ～ 300 次，即推三关；再用拇指点揉一窝风 30 ～ 50 次。

【位置】三关位于前臂桡侧，腕横纹至肘横纹成一直线；一窝风位于腕背横纹中央凹陷处。

3．呕吐，孩子情绪紧张

加搓擦胁肋，按揉太冲

【方法】孩子坐位，家长在其身后，双手掌自腋下至肋弓反复搓擦；再用拇指按揉太冲穴 30 ～ 50 次。

【位置】太冲在足背，第一、二跖骨间。

（太冲穴的简易取穴法：在足背，沿第一、二趾间缝纹头向上推，至两骨结合部前方凹陷处。）

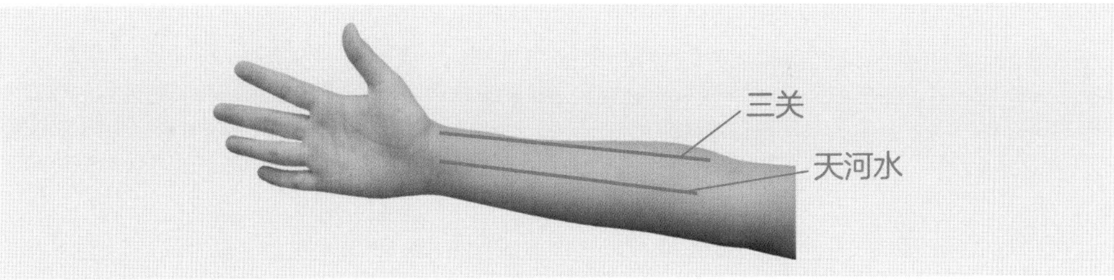

天河水、三关

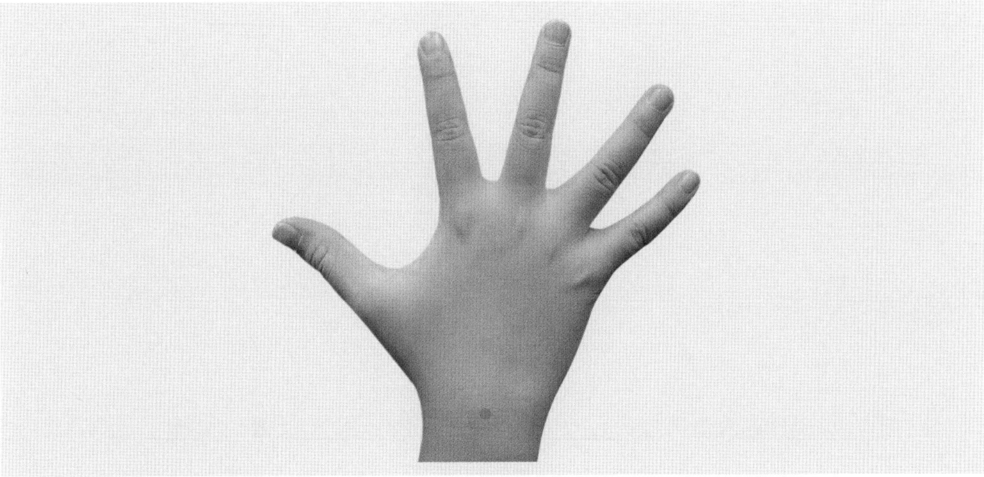

一窝风

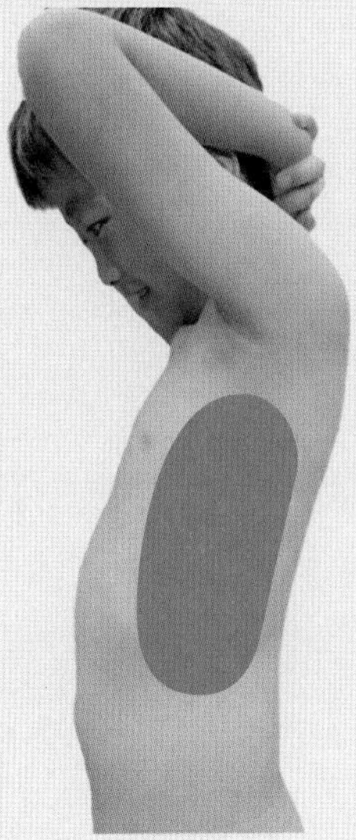

胁肋

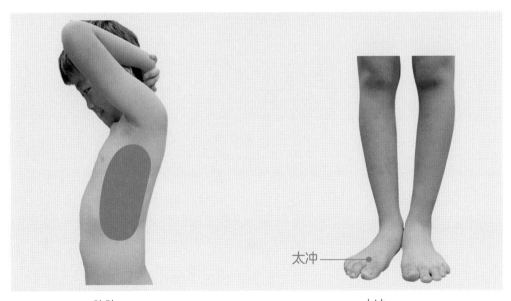

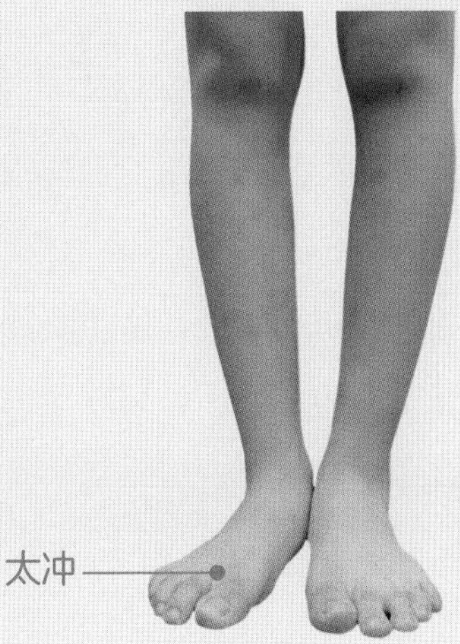

太冲

呕吐的家庭护理

（1）喂奶后经常给宝宝拍嗝，刚吃完奶后要限制其剧烈活动，可减少宝宝吐奶。

（2）母乳喂养的宝宝，减少每次喂奶的量和时间，并且增加喂养的频次。

人工喂养的宝宝，频繁呕吐易引起脱水，可选择口服补液盐（整袋一次性冲入250毫升温开水中，分次喝，在24小时之内喝完）或食物基础的补液如米汤等。

（3）已添加辅食的宝宝，发生呕吐后要给以清淡、少油、少渣、稀软、易消化的食物，如米汤、稀粥等，并注意少量多餐。

（4）呕吐时要让孩子侧卧，以防呕吐物呛入气管。

（5）不要自行给宝宝吃任何止吐药，除非经过儿科医生同意。

腹痛

腹痛也就是我们常说的肚子痛，是小儿时期最常见的症状之一，年龄大的孩子可以自己表达，年龄较小的宝宝如果哭闹不止，双脚向腹部蜷曲，触摸腹部发硬或胀，一般就是肚子痛。胃肠道疾病引起的腹痛，常同时有腹胀、腹泻、便秘等症状。

不同原因的腹痛都有什么特点

（1）受凉：被冻着或过食生冷后肠蠕动加快而疼痛，其腹痛的特点是：阵发性疼痛，用热水袋热敷腹部可使腹痛减轻，同时出现腹泻，便稀、不臭。

（2）饮食不当：孩子脾胃功能弱，暴饮暴食或吃了辛辣、不好消化的食物都可能引起腹痛。其腹痛的特点是：孩子肚子胀痛，轻按时疼痛加剧，食欲下降、口中气味酸臭、大便极臭。有的孩子还会有腹泻、便秘，排便后疼痛减轻。

（3）蛔虫：疼痛部位多在脐周围或上腹部，时痛时止，一般吃酸甜食物后腹痛可缓解，大便可排虫，孩子食欲差、容易饥饿、体重下降，睡中磨牙，易烦躁，严重者营养不良。

（4）心理因素：多因学习压力大、精神紧张或心情抑郁等导致腹痛。腹痛多发生在心情不佳或压力较大时，疼痛程度不剧烈，位置也不固定，孩子往往说不出哪里疼痛，持续一段时间后可自行缓解，有的可同时有恶心、呕吐等症状。

特色推拿疗法

基本手法

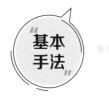

1．轻摩腹部，点揉上脘、中脘、气海、关元，拿肚角

【方法】孩子仰卧，家长在其右侧，用四指或手掌顺时针摩腹 100 ~ 200 次；再用拇指或食、中两指点揉上脘、中脘、气海、关元穴各 30 ~ 50 次；然后用拇指与食、中两指拿肚角 5 ~ 10 次。

【位置】上脘在肚脐上 5 寸；中脘在肚脐上 4 寸（大约在胸骨下端与肚脐连线的中点）；气海在肚脐下 1.5 寸；关元在肚脐下 3 寸；肚角在脐下两寸，旁开两寸。

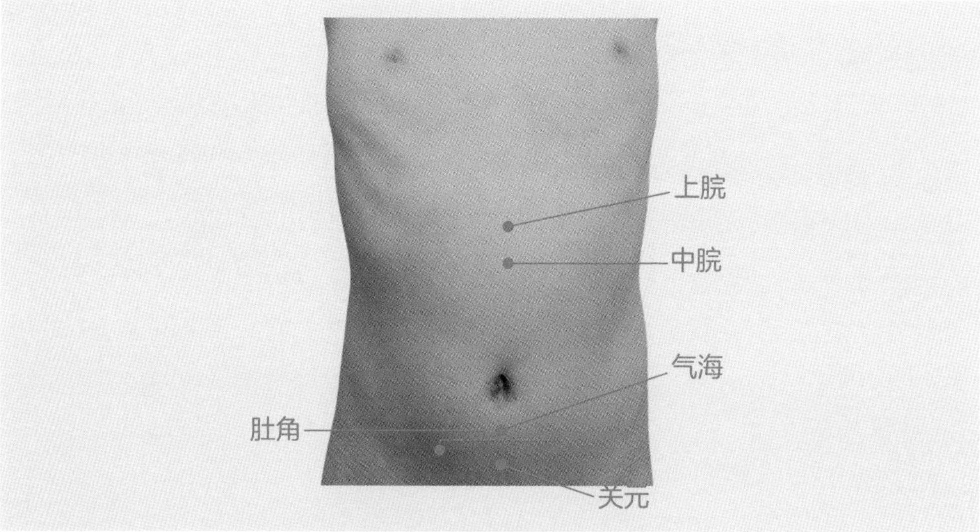

2．振腹

【方法】手掌置于孩子腹部，轻快地小幅度上下震颤 1 ~ 3 分钟，手腕要放松，频率每分钟 400 ~ 600 次。

3．点揉合谷、温溜、曲池

【方法】用拇指点揉两侧合谷、温溜、曲池穴各 30 ~ 50 次。

【位置】合谷在手背，第一、二掌骨之间；温溜在前臂桡侧，腕横纹上 5 寸，阳溪与曲池连线上；曲池在肘横纹外侧端，尺泽与肱骨外上髁连线的中点处。

（阳溪穴的简易取法：拇指向上翘起，与其余四指呈 90° 角，拇指根部两个肌腱间的凹陷处即是。曲池穴的简易取法：屈肘，上臂与前臂呈 90° 角，肘横纹消失处与肘关节桡侧的高骨（肱骨外上髁）连线的中点即是本穴。）

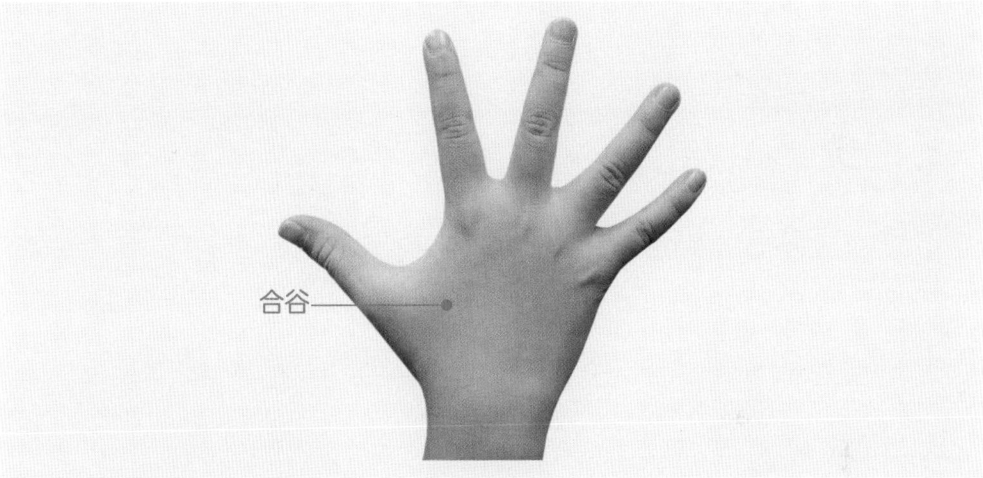

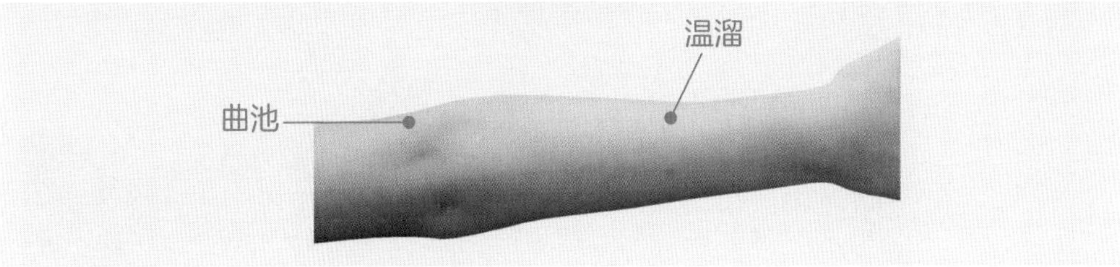

4．点揉梁丘、足三里、上巨虚

【方法】用拇指点揉梁丘、足三里、上巨虚穴各 30 ~ 50 次。

【位置】梁丘在髌底外侧上 2 寸；足三里在外膝眼下 3 寸；上巨虚在足三里下 3 寸。

（梁丘穴的简易取穴法：坐位，用力蹬直腿部，膝盖外上缘上方筋肉凸起处的凹陷即是。）

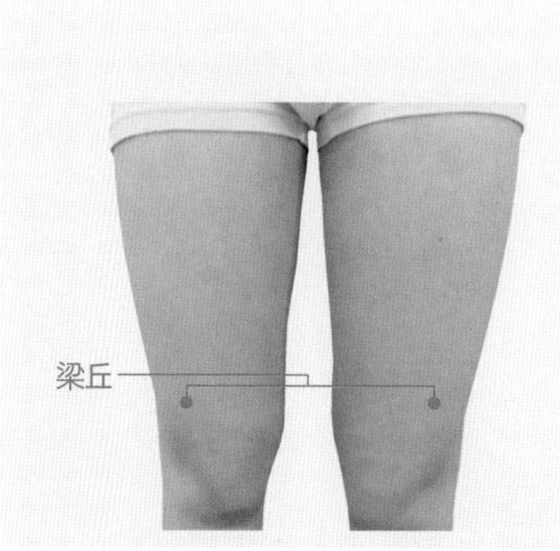

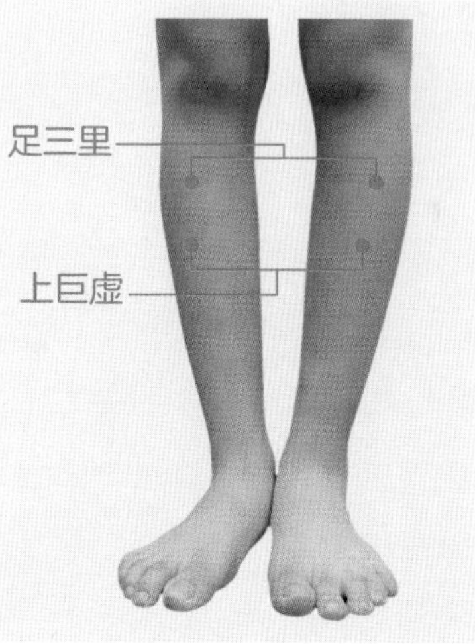

5．点揉脾俞、胃俞、大肠俞，捏脊

【方法】用拇指点揉两侧脾俞、胃俞、大肠俞各 30 ~ 50 次；再自下向上捏脊 6 ~ 9 遍。

【位置】脾俞在第十一胸椎棘突下旁开 1.5 寸，胃俞在第十二胸椎棘突下旁开 1.5 寸，大肠俞在第四腰椎棘突下旁开 1.5 寸。

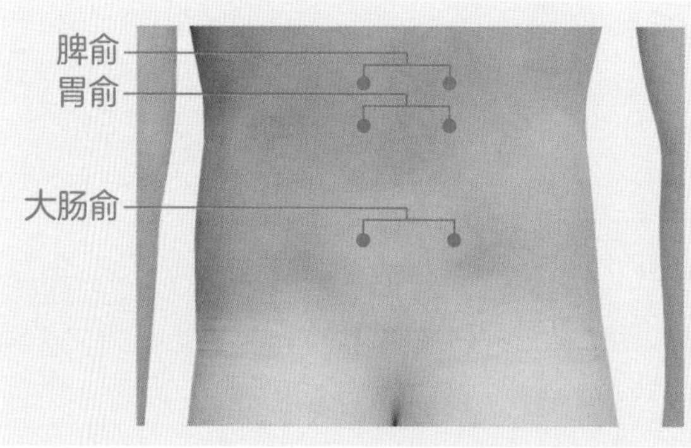

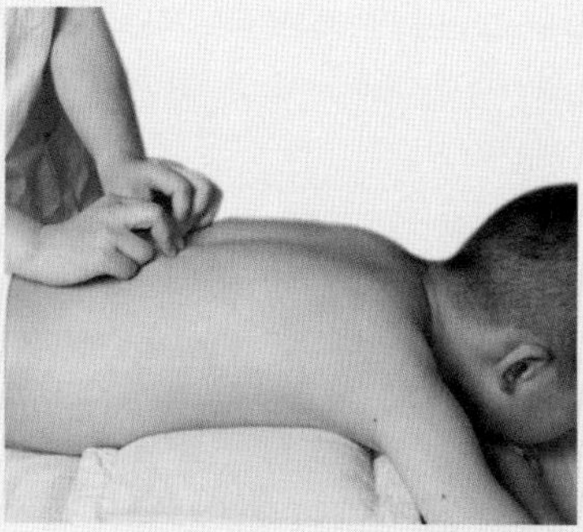

根据孩子年龄大小，上述每一步手法分别操作 1 ~ 3 分钟（建议 3 岁以内 1 分钟左右，3 ~ 6 岁 2 分钟左右，6 岁以上 3 分钟）。

加减手法

1．腹痛，肚子发凉

加熨神阙，揉一窝风、外劳宫

【方法】将手掌搓热轻敷于神阙（肚脐），等热感不明显再重复搓热，反复操作 1 分钟；再用拇指点揉一窝风、外劳宫 30 ～ 50 次。

【位置】一窝风在腕背横纹中央凹陷处；外劳宫在手背正中，第二、三掌骨之间。

2．腹痛，食欲下降

加揉板门，掐四横纹

【方法】用拇指按揉大鱼际 30 ～ 50 次，再从食指至小指依次掐四横纹 5 ～ 10 次。

【位置】板门即手掌大鱼际处；四横纹位于掌面，食指、中指、无名指、小指第一指间关节横纹处。

3．腹痛，便秘

加揉膊阳池，推下七节骨

【方法】先用拇指按揉膊阳池 30 ～ 50 次，再用手掌或食、中两指向下推七节骨 30 ～ 50 次。

【位置】膊阳池穴位于腕背横纹中点上 3 寸；七节骨位于第四腰椎棘突（两侧骨盆上缘最高点连线与后正中线的交点）至尾骨尖成一直线。

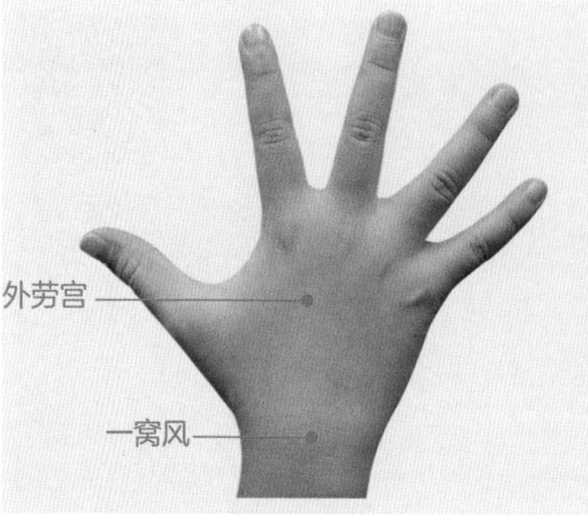

一窝风、外劳宫

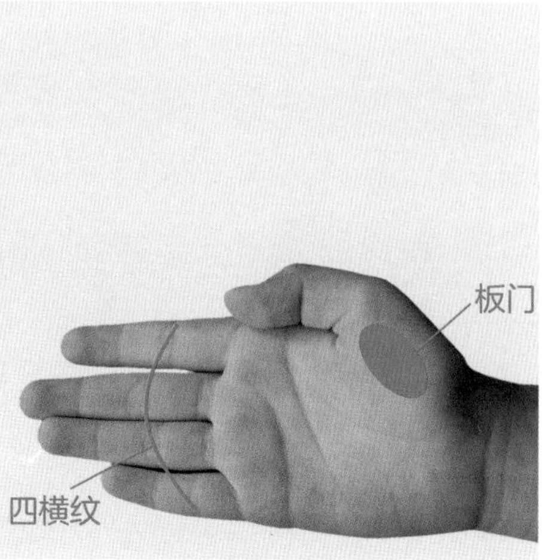

板门、四横纹

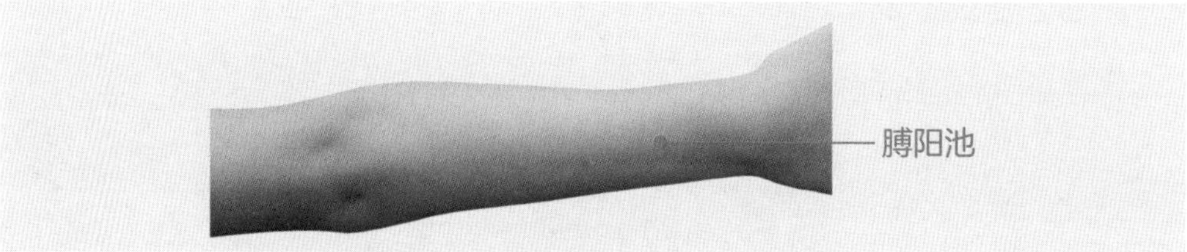

膊阳池

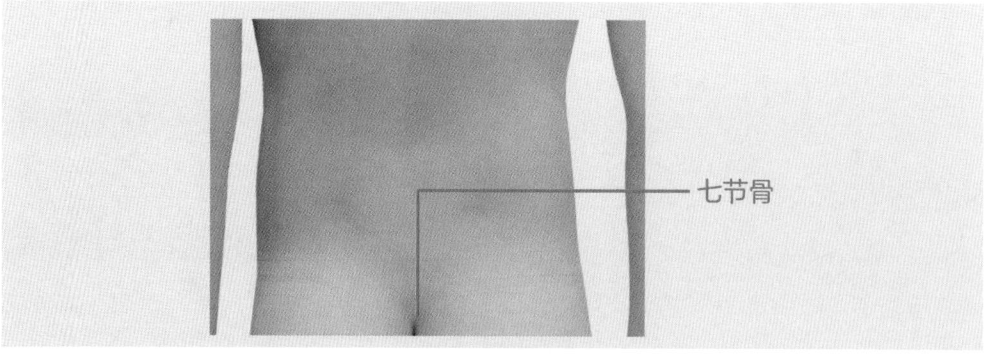

七节骨

小儿腹痛的家庭护理

（1）注意保暖，特别是腹部的保暖，可穿肚兜或护脐带，防止受凉而引发腹痛。

（2）注意饮食卫生，特别是夏季不要进食变质食物，少吃冷饮、甜食，生食的蔬菜瓜果一定要洗净。

（3）养成专心吃饭、细嚼慢咽的良好习惯，杜绝边吃边玩、边吃边看电视。

（4）每餐后应让孩子稍事休息，不宜立即玩耍，更不要做剧烈运动。

（5）如宝宝腹痛剧烈，哭闹不止，拒食，并出现大汗淋漓、烦躁不安、面色苍白等情况应及时送医院诊治。

婴儿腹痛可能是肠绞痛

孩子突然大哭，持续数分钟或数小时，腹部胀而紧张，双腿向上蜷起，双足发凉，双手紧握，抱哄喂奶都不能缓解，最终以哭得力竭、排气或排便而停止，这种现象通常称为婴儿肠绞痛。

这是由于婴儿肠壁平滑肌阵阵强烈收缩或肠胀气引起的疼痛，是小儿急性腹痛中最常见的一种，常常发生在夜间，多半发生在6个月以内的婴儿。家长可用50℃左右的热水袋隔衣物热敷孩子腹部，并帮助孩子活动双下肢，类似于骑自行车的动作，同时用玩具转移孩子的注意力，帮助其缓解疼痛。

遗尿

遗尿指睡眠时出现无意识排尿，尿湿床单、被褥的现象，与白天晚上都不能自控的尿失禁不同。小儿3岁以前因其神经中枢发育不全，尿床是正常的生理现象。随着年龄的增长，神经发育趋于成熟，3岁以后能有意识地延缓排尿，夜间也能控制排尿。如果5岁以上仍频繁尿床，则属于一种疾病状态。遗尿症多见于10岁以下的儿童，偶尔可延长到10岁以后，男孩多于女孩。

孩子晚上尿床就是遗尿吗

严格意义讲尿床不等于遗尿。由于3岁以下婴幼儿发育不完全，自主排尿的能力不完善，因此3岁以内婴幼儿夜间尿床，学龄儿童因白天过度兴奋、精神紧张、过于疲劳等因素偶尔尿床，均不属于病态。根据国际疾病分类（ICD-10）标准，5～6岁儿童，每月至少发生2次夜间睡眠中不自主漏尿症状；7岁及以上儿童每月至少尿床1次且连续3个月以上，没有明显精神和神经异常方称为遗尿症。

哪些因素会引起遗尿

（1）排尿习惯不良。有些孩子使用纸尿裤时间过长，以致未能养成自己控制排尿的习惯；有的家长训练方法不对，夜间把幼儿唤醒后，让他坐在便盆上边玩边排尿。这样，幼儿不可能把排尿与坐便盆联系在一起，无法构成条件反射。

（2）精神心理因素。家庭变故、母子长期隔离、父母间的争吵、黑夜恐惧受惊、情绪紧张、压力过大或不适应新环境等，均可导致孩子遗尿。心理因素还可使少数孩子的遗尿逐渐形成习惯，有些甚至成年后仍无法改变。

（3）睡眠过深。孩子由于贪玩、过度疲劳，导致身体疲乏，夜间睡眠较深，不易唤醒，或者唤醒之后，往往还是迷迷糊糊，从而不能接受来自膀胱的尿意而觉醒发生反射性排尿，逐渐形成遗尿。

（4）膀胱功能障碍。有的孩子膀胱容量较小，或膀胱功能出现问题，不能储存太多尿液，导致频繁排尿。

（5）遗传因素。有大量数据表明遗尿具有遗传性，如果爸爸妈妈双方或一方幼年时遗尿，那么孩子也有更大的可能会发生遗尿。

遗尿症有哪些危害

（1）长期遗尿会影响孩子心理健康，很多孩子会出现行为异常，如孤僻、内向、自卑、胆小、不合群，恐惧集体生活，男孩子有暴力倾向，严重者引起精神分裂，严重影响孩子未来的工作和人际关系的协调。

（2）遗尿影响孩子生长发育，出现个子矮小、瘦弱、虚胖、腿短、阴茎小、睾丸大小不等等。世界卫生组织调查显示，遗尿孩子的身高比正常孩子矮 2 ~ 5 厘米。

（3）影响大脑及神经系统发育，导致孩子智力低下、注意力不集中、记忆力差、反应慢、多动等。

（4）长期遗尿会影响免疫力，孩子的抵抗力差，容易生病。

特色推拿疗法

1. 补肾经，揉遗尿点

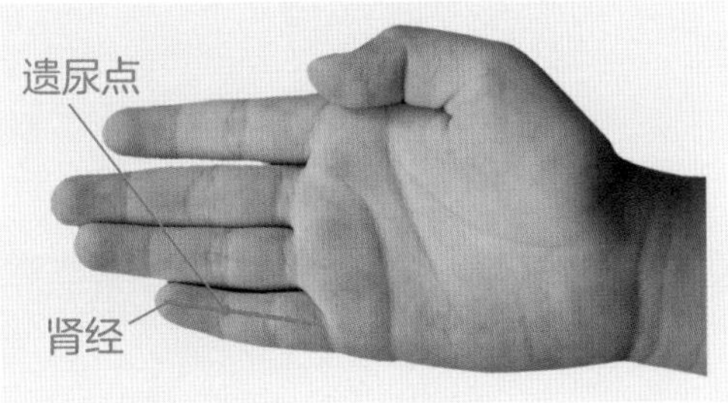

【方法】用食、中二指从孩子小指指根向指尖方向推 200 ~ 300 次，即补肾经；再用拇指按揉遗尿点 100 ~ 200 次。

【位置】肾经在小指掌面，自指尖至指根成一直线；遗尿点位于小指掌面远指间关节中点（小指第二指关节横纹中点）。

2. 叠神阙，点揉气海、中极穴，掌振少腹

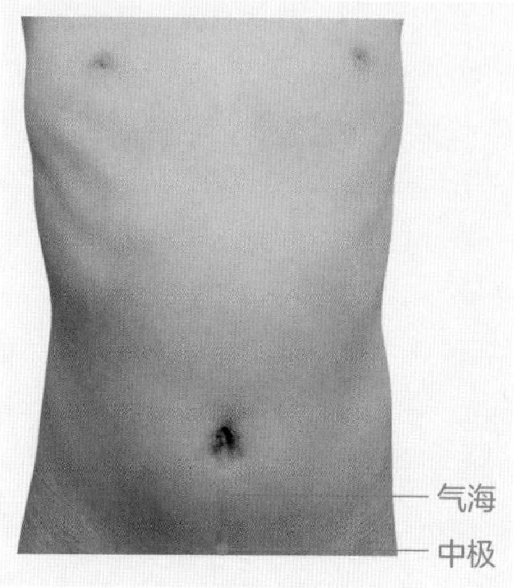

【方法】将孩子肚脐左右皮肤提捏起来，叠于肚脐上并按压 1 分钟，即叠神阙；再用食、中二指点揉气海、中极穴各 30 ~ 50 次；然后将手掌放在肚脐与骨盆之间的小肚子上轻快地上下震动，手腕要放松，频率每分钟 400 ~ 600 次。

【位置】气海位于肚脐下 1.5 寸；中极位于肚脐下 4 寸。

（中极穴简易取穴法：直线连接肚脐与耻骨上方正中的位置，将其等分为五份，由下向上 1/5 处即是中极。）

3. 掌推大腿内侧，按揉血海和三阴交穴

【方法】用手掌从膝内侧至腹股沟推大腿内侧 50 ~ 100 次；然后用拇指或食、中两指分别按揉血海、三阴交各 30 ~ 50 次。

【位置】血海在膝内侧上 2 寸；三阴交在内踝上 3 寸。

（血海穴简易取穴法：坐位，用力蹬直腿部，膝盖内上缘约二横指处的肌肉隆起处即是。）

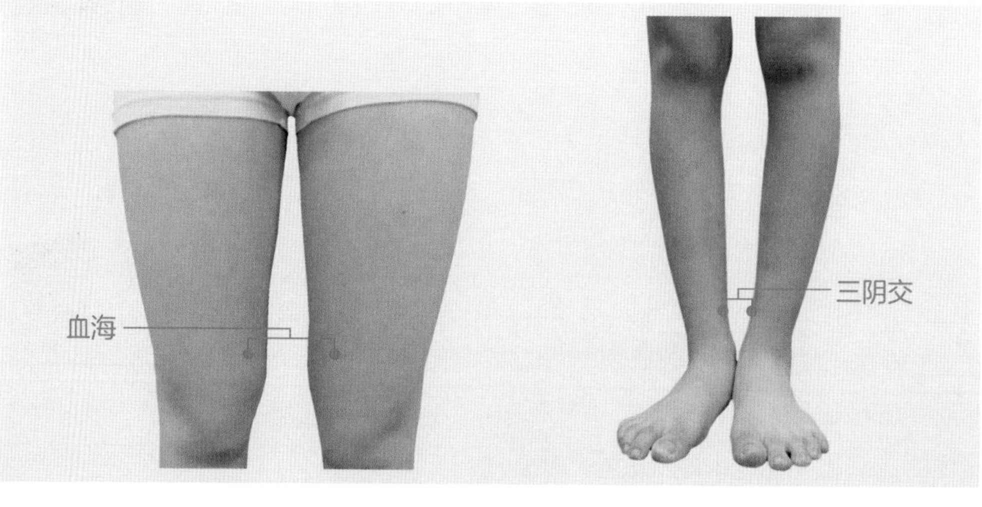

4. 点按腰部华佗夹脊穴

【方法】用两手拇指点按第一腰椎至第五腰椎棘突两侧腰部华佗夹脊穴各 30 ～ 50 次。

【位置】华佗夹脊穴位于第一胸椎至第五腰椎，各脊椎棘突下旁开 0.5 寸处。

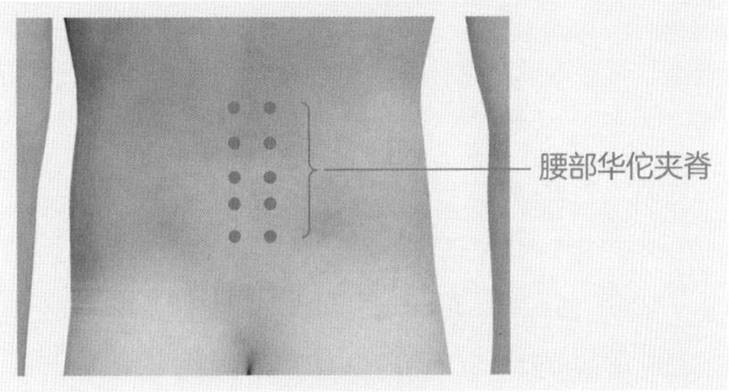

5. 搓擦命门、肾俞

【方法】用手掌或小鱼际搓擦腰部命门及两侧肾俞穴至发热或皮肤微红。

【位置】命门穴位于第二腰椎棘突下；肾俞位于第二腰椎棘突下旁开 1.5 寸。

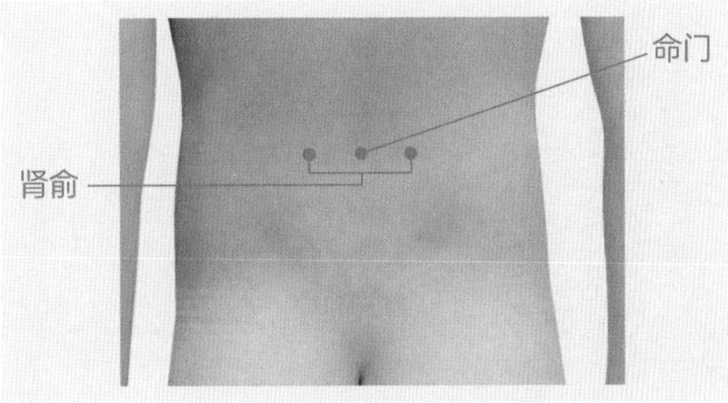

6. 搓擦双足心，揉涌泉穴

【方法】用掌根或小鱼际搓擦双足心至发热，再用拇指揉两侧涌泉穴 30 ～ 50 次。

【位置】涌泉穴位于足底，第二、三跖趾缝纹头端与足跟连线前 1/3 与中 1/3 交界处的凹陷中。五个足趾屈曲，足底掌心前面正中凹陷处即是。

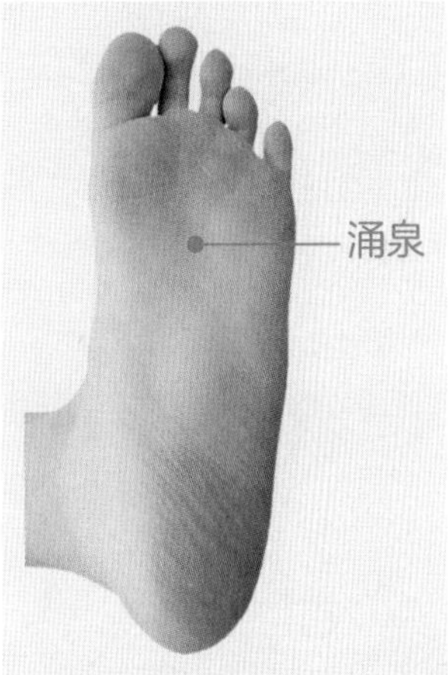

根据孩子年龄大小，上述每一步手法分别操作 1 ~ 3 分钟（建议 3 岁以内 1 分钟左右，3 ~ 6 岁 2 分钟左右，6 岁以上 3 分钟）。

小儿遗尿的家庭护理

（1）家长要替孩子保密，切不可宣扬出去，使其在小朋友之间失去尊严，感到自卑，继而加重或诱发遗尿。

（2）避免强烈的精神刺激，家长不要在孩子面前争论争吵，改变教育方式，多劝慰鼓励孩子，少斥责、惩罚，减轻孩子的心理负担。

（3）建立合理的生活制度，训练良好的排尿习惯。可以建立尿床日历，对没尿床的表现，可在日历上画一颗小红心，并给予物质奖励，以示鼓励；对尿床表现，可以指导孩子自己更换床单，了解后果，以示惩罚，但不要责骂。

（4）睡前 3 小时尽量让孩子少喝水（热天除外），以减少其膀胱的夜间贮尿量。睡前提醒孩子排尿，使孩子建立规律的生活、饮食习惯。

（5）白天鼓励孩子多饮水，充分扩张膀胱，可以训练孩子白天排尿时尽量在排尿中途停止再排尿，交替数次，以加强孩子有意识控制排尿的能力，减少夜间尿床的次数。

（6）定时叫醒孩子排尿，可在经常遗尿的时间前 0.5 ~ 1 小时设置闹钟（也可以使用遗尿报警器）唤醒孩子，使孩子在充分清醒状态时自行排尿，通过反复训练使其夜间感受到尿意而自觉醒来排尿，一般需要 1 ~ 2 个月左右方可形成习惯。

夜啼

啼哭是孩子的天性，也是情感交流或身体不适的表现，但正常孩子哭闹一般是有时、有因、有度，也就是通常在每天同样的时间啼哭，强度也大致相同，可以以一些同样的动作来安抚，如抱哄、摇动、喂奶等。夜啼是指小儿白天能安静入睡，夜晚则啼哭不安，时哭时止，或每夜定时啼哭，甚则通宵达旦的情况。1 岁以内的孩子多见。

如何区分宝宝是正常的哭闹还是有问题的哭闹

正常的啼哭多发生于 6 个月以内，哭声平缓、洪亮，持续时间一般不超过半小时，每因家长安抚或喂奶等停止哭闹。其中，平缓而断续、富有节律的哭声常为饥饿；轻微哭声，伴身体扭曲翻转多由大小便刺激；黑暗啼哭，开灯即停，原因多为白天睡眠过多，或孤独感。

如果婴儿的哭声短促、尖锐，或嘶哑，或时高时低，持续时间长，安抚及喂奶均不能平息，并伴有其他相应症状，如发热、便秘等，说明孩子的健康出现了问题。其中平淡而持续，或烦躁而持久的哭声多为炎症感染；突然发作、高而尖的哭声多为外伤或剧烈疼痛；声调高尖而无回声，哭声骤起骤停常提示颅内出血或脑水肿，也叫脑性尖叫。

孩子为什么会夜间哭闹

① 脾寒。夜啼常出现在后半夜，手足凉，腹部不温暖，喜欢趴着睡，不欲吮乳。

② 心火。平时脾气急躁，啼哭多发生在前半夜，啼哭时声音较响，啼哭多泪，睡觉蹬被子，手心热，容易口腔溃疡。

③ 积食。表现为夜间反复醒来啼哭，频繁放屁，口臭，吐奶，大便酸臭，手足心热。

④ 受惊。表现为睡中突然惊醒，惊叫啼哭，哭声时高时低，时缓时急，神情不安，紧偎母怀。

⑤ 缺钙。缺钙易导致大脑皮层持续处于兴奋状态，孩子不易入睡，更不易进入沉睡状态。入睡后多汗，易惊醒、啼哭。

特色推拿疗法

“基本手法”

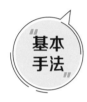

1．摩囟门，点按印堂，分头阴阳，揉太阳，点按风池、风府

【方法】用四指指腹或手掌轻摩囟门 100 次，若囟门闭合可用拇指揉百会 100 次；再用拇指点按印堂 30 ～ 50 次；然后用拇指自中间向两侧分推前额 30 ～ 50 次，即分头阴阳；用拇指或食、中二指揉太阳穴 30 ～ 50 次；最后用拇指或食、中二指点按风池、风府各 30 ～ 50 次。

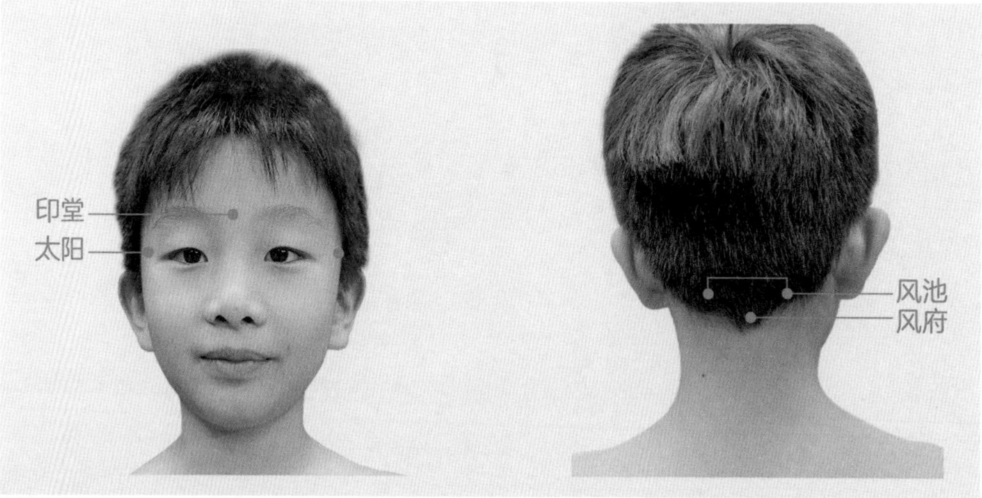

【位置】囟门在前发际正中直上约 2 寸未闭合的菱形骨陷中；印堂位于两眉头之间的中点；太阳穴位于外眼角与眉梢连线的中点后方的凹陷处；风池穴位于枕骨下，当胸锁乳突肌与斜方肌上端之间的凹陷处；风府穴位于后发际正中直上 1 寸。

2．揉五指节，捣小天心，按揉总筋，分手阴阳

【方法】拇指与食、中两指相对，依次揉孩子五个手指近指间关节各 30 ~ 50 次；再用中指指间关节或指尖快速叩击小天心 30 ~ 50 次；然后用拇指按揉总筋 30 ~ 50 次；最后用两手拇指自掌侧腕横纹中间向两侧分推 30 ~ 50 次，即分手阴阳。

【位置】五指节位于手五指背侧，近侧指节横纹中点；小天心位于手掌根部，大、小鱼际交接处的凹陷中；总筋位于掌侧腕横纹中点。

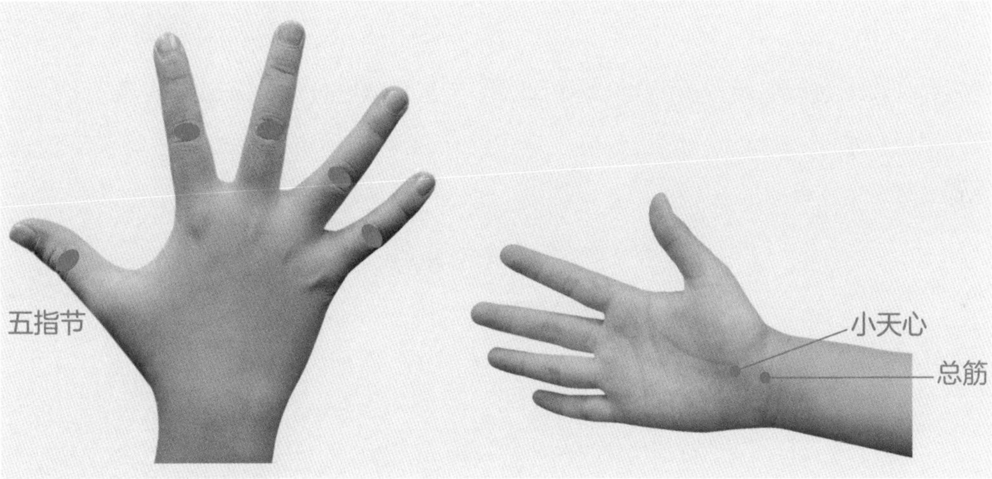

3．轻揉神阙，振腹

【方法】用食、中、无名指三指轻揉肚脐（神阙穴）30 ~ 50 次，再将手掌置于孩子腹部，掌心对准肚脐，轻快地小幅度上下震动 1 分钟，手腕要放松，频率每分钟 400 ~ 600 次。

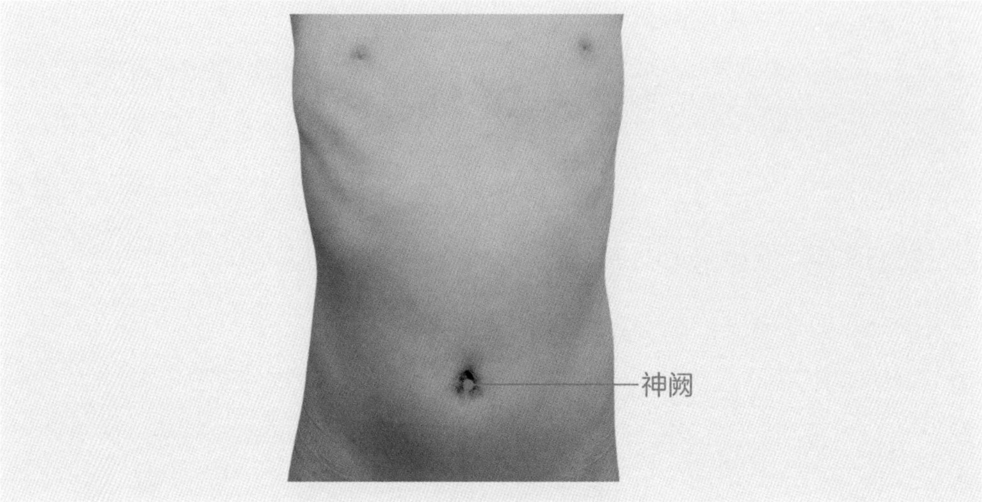

4. 自上而下推脊，点按心俞、肝俞、脾俞、肾俞

【方法】先用掌根从上至下推脊柱 30 ~ 50 次，再用拇指点按两侧心俞、肝俞、脾俞、肾俞穴各 30 ~ 50 次。

【位置】心俞位于第五胸椎棘突下旁开 1.5 寸：肝俞位于第九胸椎棘突下旁开 1.5 寸：脾俞位于第十一胸椎棘突下旁开 1.5 寸：肾俞位于第二腰椎棘突下旁开 1.5 寸。

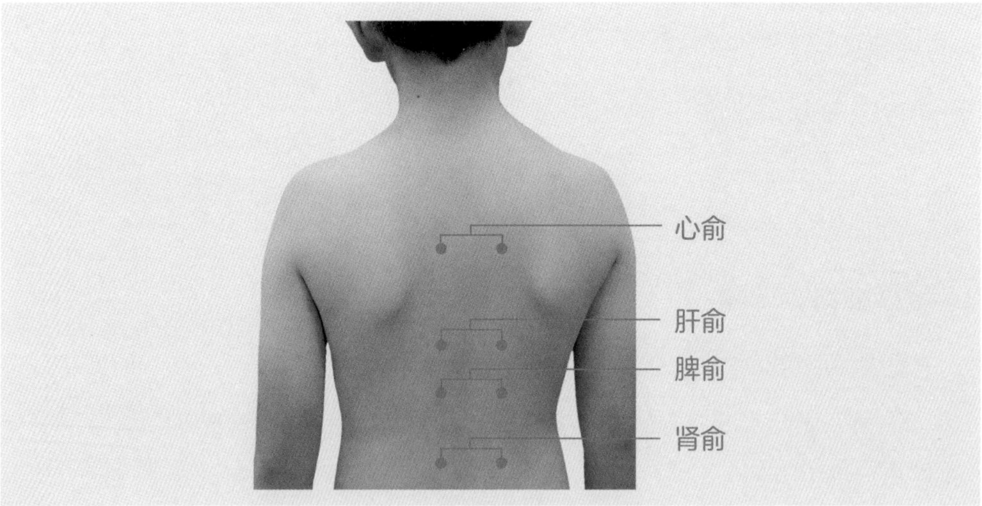

5．擦涌泉

【方法】用小鱼际搓擦涌泉穴 30 ~ 50 次。

【位置】涌泉位于足底，第二、三趾趾缝纹头端与足跟连线前 1/3 与中 1/3 交界处的凹陷中。五个足趾屈曲，足底掌心前面正中凹陷处即是。

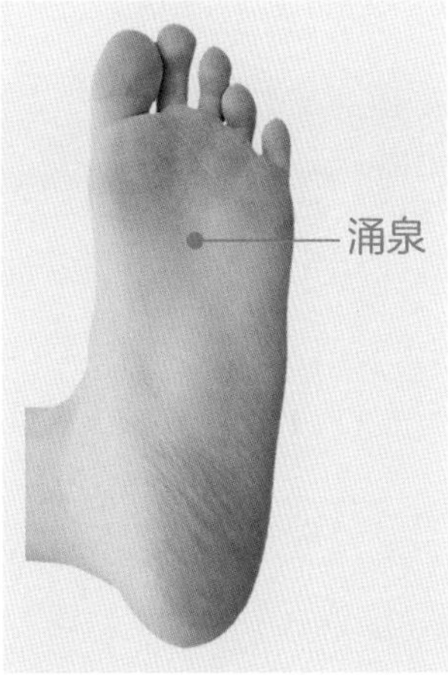

根据孩子年龄大小，上述每一步手法分别操作 1 ~ 3 分钟（建议 3 岁以内 1 分钟左右，3 ~ 6 岁 2 分钟左右，6 岁以上 3 分钟）。

“加减手法”

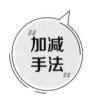

1．夜晚定时啼哭，手脚凉，喜欢趴着睡

加补脾经，推三关，揉一窝风，捏脊

【方法】先用一手握住孩子手掌，另一手拇指顺时针旋推拇指指腹 200 ~ 300 次，即补脾经；再用食、中两指自腕横纹向肘横纹推前臂桡侧 100 ~ 200 次，即推三关；然后用拇指点揉一窝风 30 ~ 50 次；最后自下向上捏脊 6 ~ 9 遍。

【位置】脾经在拇指指腹；三关位于前臂桡侧，腕横纹至肘横纹成一直线；一窝风位于手背掌横纹中央的凹陷。

2．夜啼，表情惊恐状

加掐精威，掐老龙，点按内关

【方法】先用两手拇指同时掐精宁、威灵穴 30 ~ 50 次；再掐老龙穴 30 ~ 50 次；最后点按内关穴 30 ~ 50 次。

【位置】威灵位于手背第二、三掌骨之间的凹陷中；精宁位于手背第四、五掌骨之间的凹陷中（威灵、精宁可在手背侧第二、三掌骨之间及第四、五掌骨之间，腕背横纹与指根中点处取穴，一侧两个穴位）；老龙位于中指背，距指甲根中点 0.1 寸；内关穴位于前臂掌侧，腕横纹上 2 寸（腕横纹至肘横纹距离为 12 寸）。

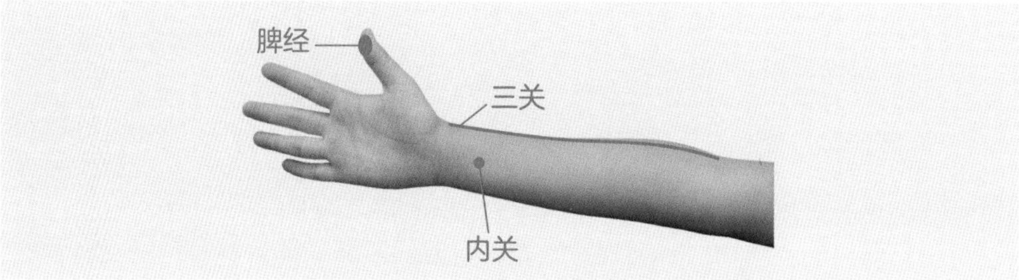

脾经、三关、内关

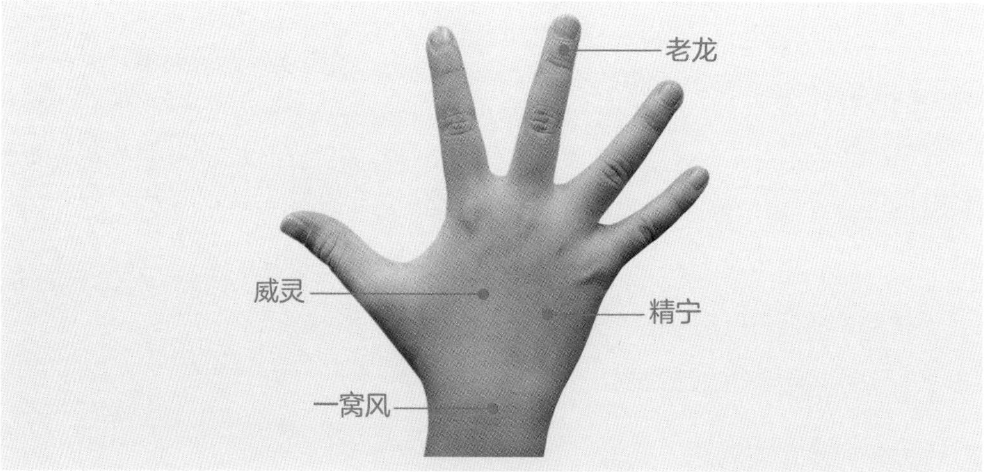

一窝风、精宁、威灵、老龙

小儿夜啼的家庭护理

（1）养成良好的生活作息，不睡懒觉，午睡时间根据年龄适当调整，白天多让孩子活动来消耗宝宝多余的精力，训练孩子主动入睡，睡前避免其出现兴奋、紧张、恐惧等情绪。

（2）饮食方面，哺乳期的妈妈应注意饮食清淡，营养均衡，不要吃过于寒凉或辛辣燥热的食物（如冷饮、海鲜、螃蟹、苦瓜、竹笋、辣椒、生蒜等），少吃肥腻、不易消化的食物。睡前不要给孩子吃得过饱，以免食物在胃中滞留引起孩子不舒服。6 ~ 8 个月的孩子应逐步断掉夜奶。缺钙的宝宝要补充维生素 D 和钙剂，并让孩子多晒太阳。

（3）控制室温适宜，保持环境安静，保持光线昏暗，营造舒适的睡眠环境被褥要轻柔，厚薄适宜。

（4）尽量不要带孩子去人多嘈杂、易引起宝宝惊吓的地方，当宝宝夜间惊醒，可以抱起并用温柔的语气安慰宝宝。最好不要开灯，光线的突然变化也会对睡眠产生影响。

（5）家长应逐步训练宝宝自行规律小便，让其能逐渐控制小便，睡前不要给宝宝喝太多水，睡前尽量让宝宝上厕所，以免大、小便憋醒宝宝。

腺样体肥大

腺样体位于鼻咽腔内，形状像半个剥了皮的橘子。和扁桃体一样属于淋巴组织，是呼吸道天然的防御屏障。腺样体在人出生后便存在，随着年龄的增长而逐渐长大，2 ~ 6 岁为增殖旺盛的时期，8 岁以后逐渐萎缩。

儿童时期易患感冒、鼻炎、扁桃体炎等呼吸道疾病，如果反复发生，可刺激腺样体迅速增生肥大。腺样体体积增大之后会堵塞周边的通道，从而引起鼻塞、张口呼吸的症状，睡眠打鼾、睡眠不安，严重时可出现短暂的呼吸停顿、甚至惊醒，变换姿势后再次入睡，十分影响睡眠。

腺样体肥大有哪些危害

（1）影响面部发育。长期张口呼吸会导致颌面发育异常，牙齿向前突出、下巴变短、嘴唇厚且外翻，面部缺乏表情，形成“腺样体面容”，影响孩子形象。

（2）诱发鼻炎、鼻窦炎、中耳炎等。腺样体肥大时，分泌物总是容易流入鼻咽部，引起鼻炎、鼻窦炎，出现鼻塞、脓鼻涕等症状。肥大的腺样体还可引起分泌性中耳炎，造成听力减退和耳鸣。

（3）影响孩子生长发育。打鼾会使孩子在睡眠中缺氧，导致脑细胞供氧不足，引起生长激素分泌减少，不但影响孩子的身高，而且会使身体抵抗力下降。

（4）影响智力和学习。孩子睡眠中打鼾，深睡眠时间少，睡眠质量差，大脑处于缺氧状态，白天困乏、上课时注意力不集中，长此下去将导致孩子多动、反应迟钝、性情暴躁和记忆力下降等问题。

孩子腺样体肥大一定要手术吗

腺样体对于孩子来说有一定的免疫功能，而且手术有创伤且需要全麻进行，家长顾虑在情理之中，是否需要手术还是要看“利”与“弊”的判断。

如果孩子有明显的睡眠呼吸障碍（睡眠时张口呼吸、打鼾，甚至有憋气或呼吸暂停的情况），反复发作的中耳炎、鼻炎、鼻窦炎、咳嗽咳痰，经检查腺样体堵塞鼻咽部气道 2/3 以上的，一般建议及早手术治疗。对于症状时轻时重的孩子，可先尝试用针灸、推拿、鼻喷剂（建议正规医院就诊酌情开具处方）等方法。治疗 1 个月仍然没有明显缓解的，再考虑手术治疗。

特色推拿疗法

1．开天门，推坎宫，运太阳

【方法】两拇指交替自眉心向上推至前发际 30 ~ 50 次；再自眉头向眉尾分推 30 ~ 50 次；然后用食、中二指轻揉太阳穴 50 ~ 100 次。

【位置】天门穴位于两眉中间至前发际成一直线；坎宫位于自眉头至眉梢的一条横线上；太阳穴在眉梢与目外眦（外眼角）之间，向后约一横指的凹陷处。

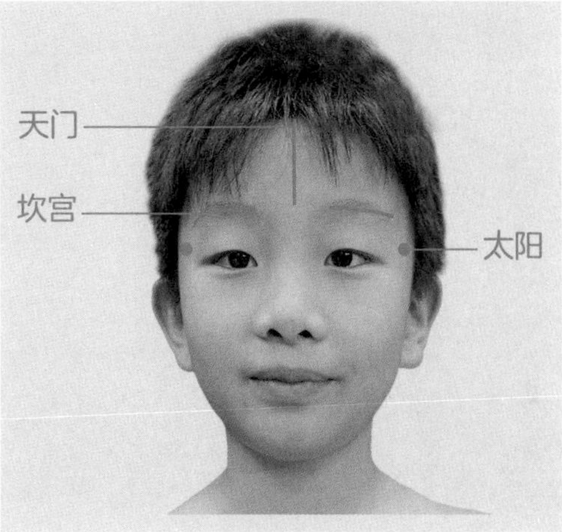

2．按揉迎香、鼻通穴，搓擦山根至迎香

【方法】双手中指点揉两侧迎香、鼻通穴，各揉 100 ~ 300 次，再用拇指来回搓擦山根至迎香，以微红为度。

【位置】迎香穴平鼻翼外缘，在鼻唇沟中；鼻通位于鼻软骨与鼻翼交界处；山根位于两内眼角中间，鼻梁上低凹处。

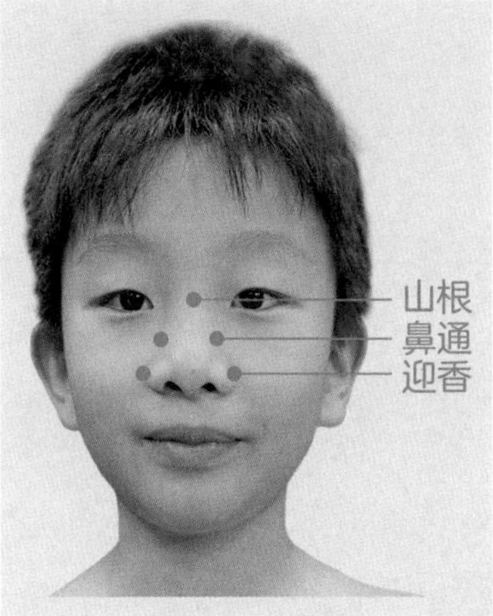

3．黄蜂入洞

【方法】用食、中两指在孩子两鼻孔下缘按揉 100 ~ 200 次，操作时嘱孩子闭口，用鼻呼吸。

4．沿后发际线点揉风池至风府

【方法】用拇指或中指沿后发际分别点揉风池至风府穴 50 ~ 100 次。

【位置】风池穴位于胸锁乳突肌与斜方肌上端之间的凹陷处；风府穴位于后发际正中直上 1 寸。

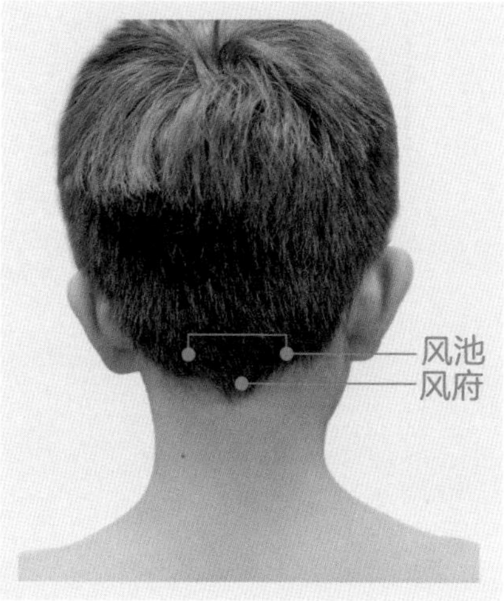

5．点揉膻中，分推胸八道，摩腹，揉天枢

【方法】食指、中指并拢，揉膻中穴 100 次；用双手拇指从璇玑穴开始，沿肋间隙从中间向两边，从上至下分推至季肋部（侧胸第十一、第十二肋软骨部位），操作 6 ~ 9 遍；搓热双手，用掌心沿顺时针方向在腹部环形摩动 100 ~ 200 次；最后用两拇指或中指揉两侧天枢穴 100 ~ 200 次。

【位置】璇玑位于前正中线上，胸骨柄中央，天突下 1 寸；膻中位于胸部，两乳头连线的中点，平第 4 肋间；胸八道位于第 3 ~ 10 肋间隙；天枢穴位于肚脐旁开 2 寸。

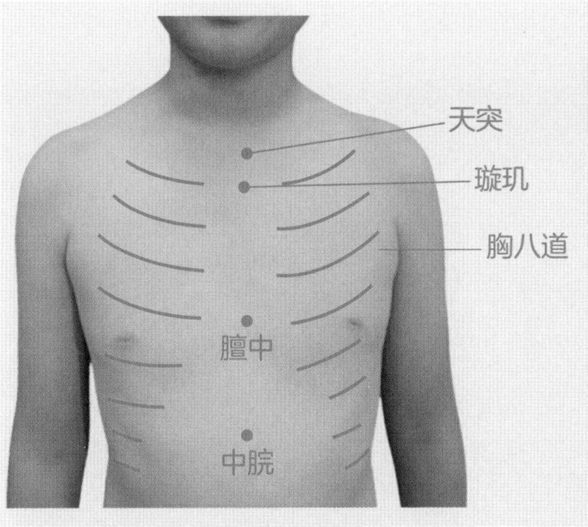

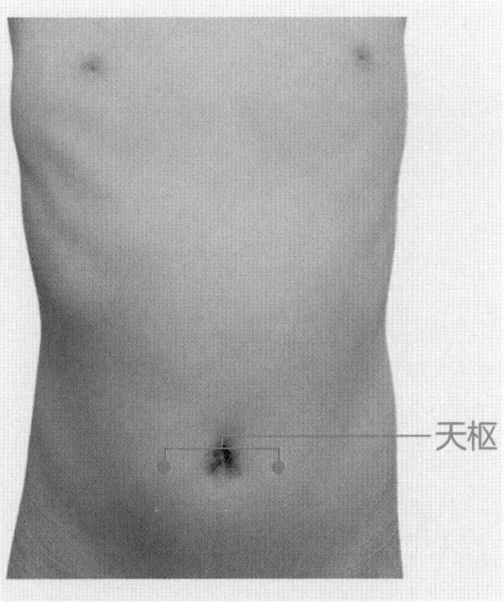

6．清肺经，补脾经，捏脊

【方法】用食、中二指从孩子无名指指根向指尖方向推 200 ~ 300 次，即清肺经；然后一手握住孩子手掌，另一手拇指顺时针旋推拇指指腹 200 ~ 300 次，即补脾经；最后从下向上捏脊 6 ~ 9 遍。

【位置】肺经在无名指掌面指根到指尖；脾经在拇指指腹。

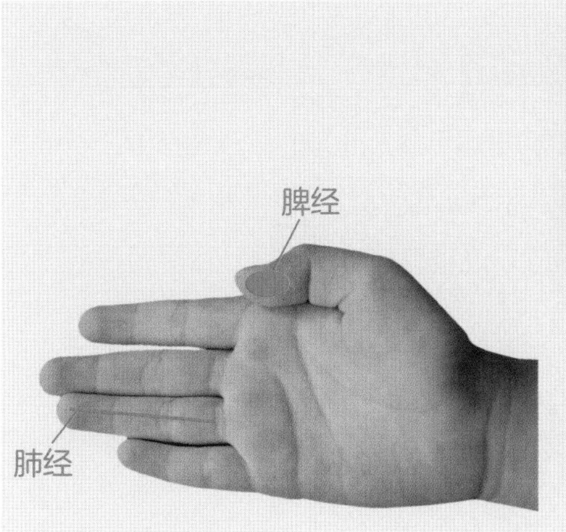

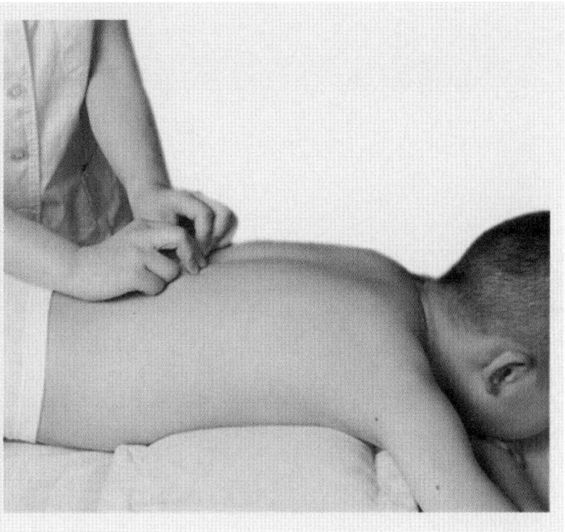

根据孩子年龄大小，上述每一步手法分别操作 1 ~ 3 分钟（建议 3 岁以内 1 分钟左右，3 ~ 6 岁 2 分钟左右，6 岁以上 3 分钟）。以上手法具有宣通肺气、促进脾胃运化、提高孩子抵抗力的作用，从而缓解孩子的症状。

腺样体肥大的家庭护理

（1）注意给孩子保暖，平时保持室内环境温度、湿度适宜，避免感冒诱发鼻咽部炎症，加重症状。

（2）睡觉时，可以让孩子侧着睡，以改善通气，缓解打呼噜。

（3）平时用洗鼻器洗鼻，可以有效地清洁鼻腔，促进鼻腔的血液循环，减轻鼻塞症状，建议每天清洗 1 ~ 2 次。年龄较小的孩子不能配合清洗鼻腔，可使用盐水喷雾对着宝宝的鼻子喷，每个鼻孔喷 2 ~ 3 下，一天喷 4 ~ 5 次。

（4）平时饮食应均衡、清淡，多吃蔬菜，少吃海鲜、肉类及油炸类快餐食品，适当吃些应季水果，但要少吃荔枝、榴莲等热性水果。

近视

随着电子产品的广泛应用，我国近视的人数逐年增加，而且日趋低龄化，青少年成为近视的“重灾区”，是家长和学校关注的重点对象。近视指在眼睛处于放松状态时，平行光线经过眼的屈光系统后，在视网膜的前面聚成焦点，这种屈光状态为近视。发生近视后看近处清晰而看远处模糊，当孩子经常凑近看东西或常眯着眼看东西时，家长应及时带孩子检查视力。

如何判断孩子是真性近视还是假性近视

真性近视和假性近视都会表现出视力下降的现象，但假性近视是由于过度用眼使睫状肌疲劳，不能调节晶状体的屈光能力所导致，休息后视力可恢复正常或减轻；而真性近视是因眼轴发育过长，超过了屈光间质所能调节的范围而形成的，不能自我恢复。

刚出生的宝宝，眼轴只有 18 毫米左右，存在 200 ~ 300 度的远视。从出生以后到三岁，眼轴变化是最快的，也是远视度数降低最快的。到了青春期又会生长得很快，直到 18 岁左右，眼轴长到大概 24 毫米，达到成人水平。有研究显示，眼轴每增长 1 毫米，就会增加 300 度的近视度数。

孩子是否是真性近视需要去医院通过散瞳验光来分辨，假性近视的孩子用散瞳药水后，睫状肌得到放松，视力可基本恢复正常，而真性近视的孩子散瞳后视力基本无变化。也可使用简便的远眺法鉴别：找一处 10 米以外的草地或绿树，眺望一段时间，若眼睛视力逐步得到缓解则是假性近视。

怎么区分近视和弱视

近视是由于睫状肌过度紧张或遗传因素造成眼轴变长而导致看远不清，但看近物清楚，往往发生在学龄期儿童和青少年，戴镜后视力可矫正到正常。弱视往往发生在学龄前，在孩子视觉发育的关键期（0 ~ 5 岁）受到了斜视、屈光参差等问题的影响，眼睛没有得到有效的视觉刺激，就会出现视力发育障碍，引起弱视，看视力表时，通常两眼视力相差 2 行以上。弱视常伴有斜视、高度屈光不正，无论看近看远都不清楚，且戴镜视力也无法矫正到正常，还影响双眼的视功能发育，立体视觉缺失，让生活和学习受到严重的影响。

近视是否需要一直佩戴眼镜

（1）根据度数的情况：如果检查之后发现孩子度数在 300 度以上，建议最好一直佩戴眼镜，这样会使孩子的日常生活更加方便，同时能防止睫状肌过度疲劳，有效避免度数继续增加。而如果度数在 300 度以下，不影响日常生活，可以不用一直配戴眼镜，只在看书、学习等过度用眼时佩戴就可以。

（2）如果是低度近视的孩子，没有经常戴眼镜，经过一段时间之后发现，孩子的度数增加了，这时就要一直佩戴眼镜了，以避免度数的持续增加。

（3）若孩子双眼视力不一致，建议一直戴眼镜，以免双眼度数差距越来越大。

特色推拿疗法

1. 分刮上下眼眶

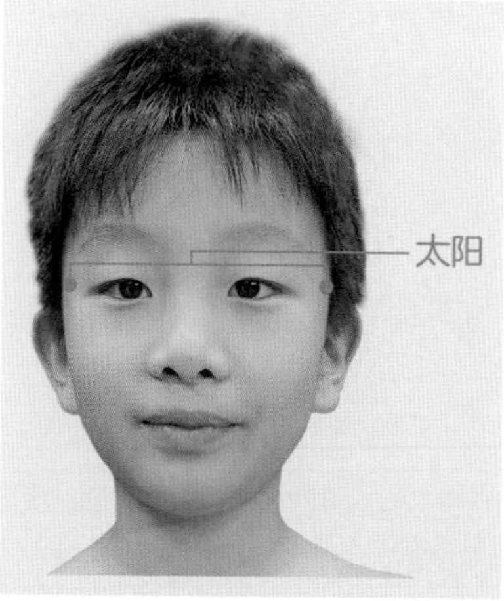

【方法】用拇指指腹（若孩子自己操作可用食指桡侧缘）由内向外分推眼眶，力量可稍重，先刮上眼眶，由内眼角经上眼眶刮至太阳穴；再刮下眼眶，由内眼角经下眼眶刮至太阳穴，反复操作 30 ~ 50 次。

【位置】太阳穴在眉梢与目外眦（外眼角）之间，向后约一横指的凹陷处。

2．点按印堂、睛明、攒竹、鱼腰、丝竹空、太阳、四白穴

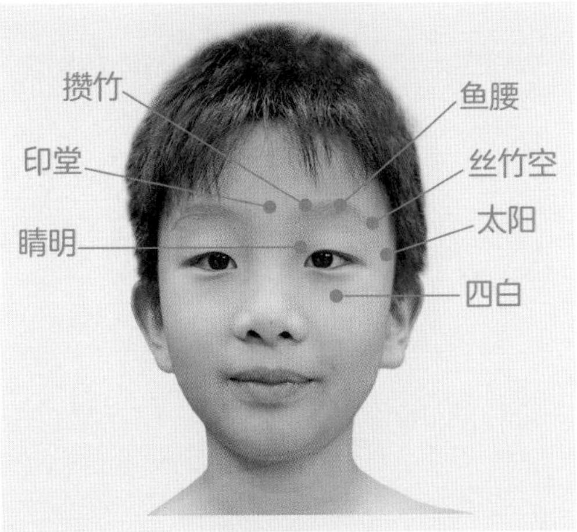

【方法】用拇指或食、中二指点按印堂、睛明、攒竹、鱼腰、丝竹空、太阳、四白穴各 30 ~ 50 次。

【位置】印堂在两眉之间中点；睛明在目内眦（内眼角）稍上方凹陷处；攒竹即眉头；鱼腰在眉毛中间；丝竹空在眉尾；太阳穴在眉梢与目外眦（外眼角）之间，向后约一横指的凹陷处；四白穴在面部，瞳孔直下 1 寸，眶下孔（大致位置在目外眦与鼻翼外缘的中点附近）凹陷处。

3．点揉风池，并转动眼球

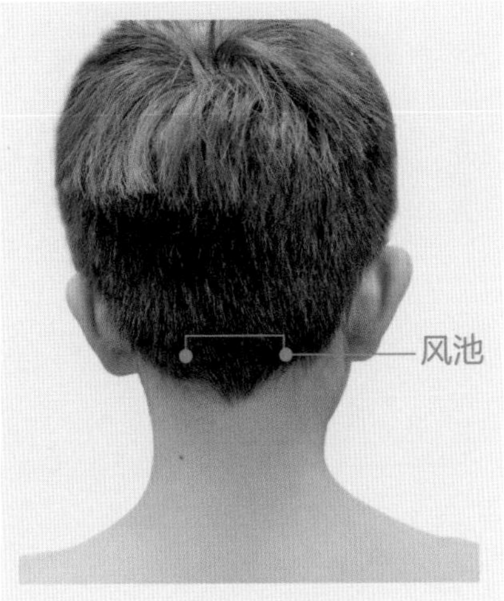

【方法】用两拇指或食、中二指点揉两侧风池穴 30 ~ 50 次，然后点住风池同时让孩子顺时针转动眼球 6 ~ 9 次，再逆时针转动眼球6 ~ 9次，闭眼休息数秒再重复操作。

【位置】风池穴位于胸锁乳突肌与斜方肌上端之间的凹陷处。

4．掌熨双目

【方法】让孩子闭目，两手掌快速摩擦至感到发热发烫，虚掌，将手掌心轻覆于孩子双眼上，待热感不明显时，再重复上述操作，如此反复数次。

5. 揉耳垂

【方法】用拇指与食、中二指捻揉两侧耳垂 30 ~ 50 次。

6. 点按合谷、养老、足三里、光明、太冲穴

【方法】用拇指分别点按合谷、养老、足三里、光明、太冲穴各 30 ~ 50 次。

【位置】合谷在手背，第一、二掌骨之间；养老在尺骨茎突旁的凹陷中；足三里在外膝眼下 3 寸；光明在外踝上 5 寸；太冲在足背，第一、二跖骨间。

（养老穴简易取穴法：养老穴在手腕的背面。掌心向下，用另一手的食指按在手腕背部外侧的骨头突起处，然后掌心转向胸部，在手指滑入的骨缝中取穴。）

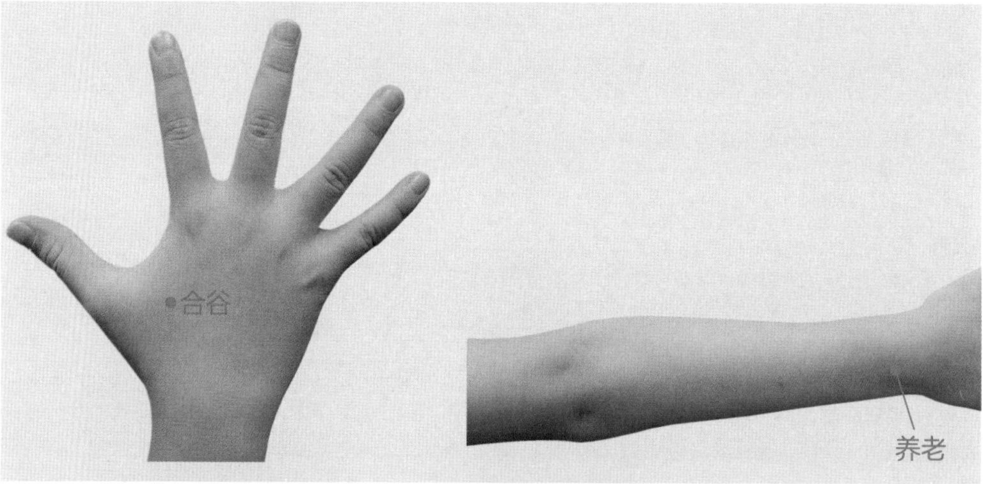

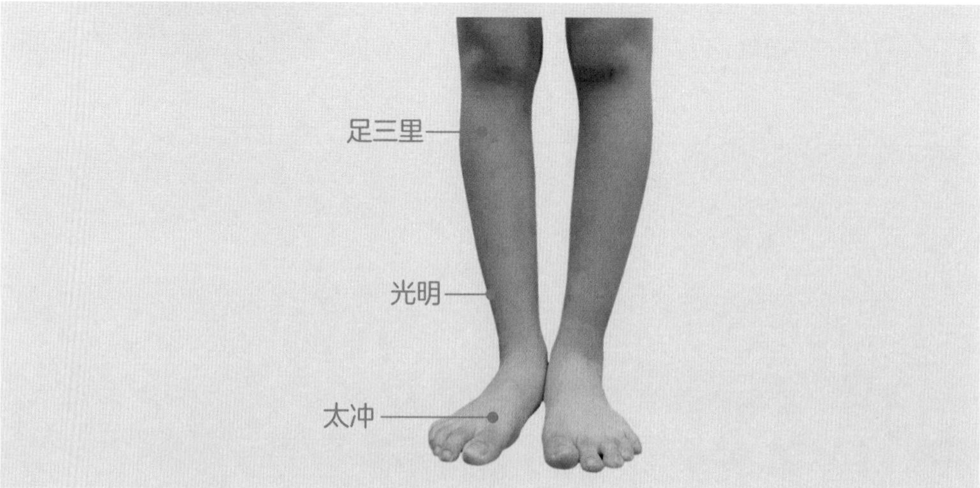

7. 点按肝俞、脾俞、肾俞穴，捏脊

【方法】用两拇指点按两侧肝俞、脾俞、肾俞穴各 30 ~ 50 次；然后再从下向上捏脊 6 ~ 9 遍。

【位置】肝俞在第 9 胸椎棘突下，旁开 1.5 寸；脾俞穴在第 11 胸椎棘突下，旁开 1.5 寸；肾俞穴在第 2 腰椎棘突下，旁开 1.5 寸。

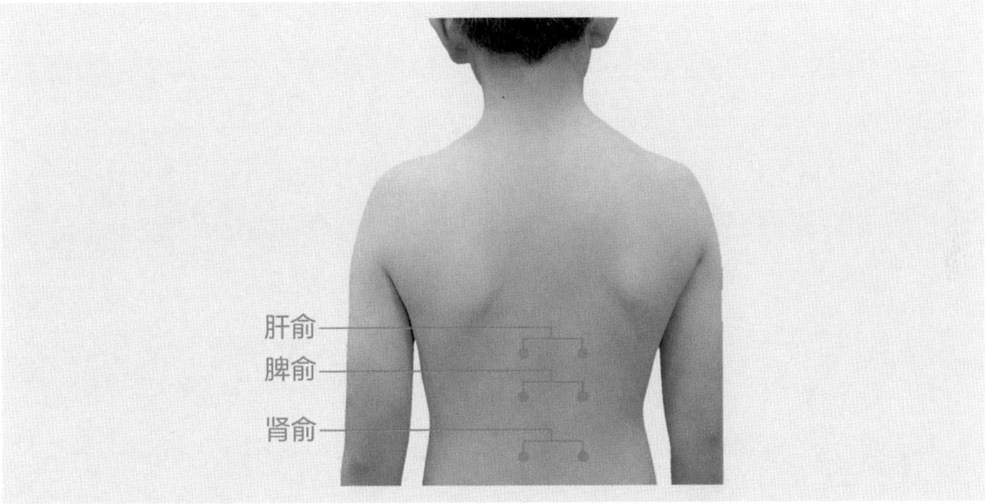

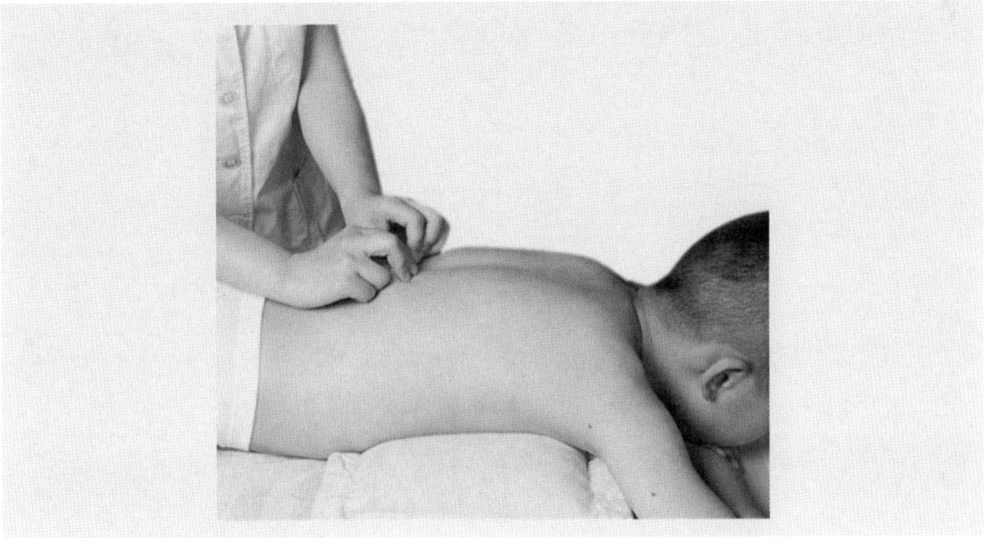

如何帮助孩子保护视力

（1）培养孩子良好的生活习惯：家长要控制好孩子每天看电子产品和看书的时间，3 岁以内的孩子每次看电子产品不超过 10 分钟，3 ~ 6 岁每次不超过 20 分钟，6 岁以上的孩子每次不超过半小时，每天看电子产品的总时长应小于 2 小时。连续看书、写字 40 分钟要休息 5 ~ 10 分钟。平时可多进行远眺、闭目、做眼保健操以及打乒乓球、羽毛球等。

（2）培养孩子良好的用眼习惯：孩子学习时眼睛与书本的距离应保持一尺（30 厘米左右），身体与课桌应保持一个拳头的距离，坐姿要端正。不要躺着看书，也不要在走路时或乘车时看书及电子产品。

（3）营造良好的用眼环境：孩子读书写字时光线不宜太强或太弱，台灯的照射范围至少是两本书的大小，光线柔和不刺眼，写字台的桌椅高度应适合孩子的身高，作业本可选择浅黄色或浅白色，笔的颜色应选择深一些的，可减轻孩子的用眼负担。

（4）培养孩子良好的饮食习惯：培养孩子均衡饮食，不要挑食、偏食，多吃蔬菜、水果，少吃甜食。尤其是菠菜中含有丰富的叶黄素，南瓜和玉米中含有大量的玉米黄素，可以给孩子多吃。缺乏维生素 A 容易导致眼睛干涩，可多吃一些富含维生素 A 的食物，如胡萝卜、香蕉。另外，富含维生素 C 的食物如草莓、橙子、番茄等也对保护眼睛大有益处，可以给孩子多吃。

（5）发现近视要到正规医院配近视镜。配镜后，应每 3 ~ 6 个月复查一次，若有度数改变要及时更换眼镜。

肥胖

小儿肥胖症是一种小儿体内脂肪异常堆积、体重超过正常标准的慢性营养代谢性疾病。一般认为体重超过同年龄、同性别儿童平均体重的20%即为肥胖。各年龄段的正常体重计算公式：

1～6个月体重（kg）=出生体重+0.7×月龄

7～12个月体重（kg）=7+0.5×（月龄-6）

1～12岁体重（kg）=8+2×年龄

儿童肥胖会影响身高

孩子过于肥胖会影响长高，在肥胖的初期，营养摄入过剩时，儿童的体重和身高都会高于同年龄同性别的孩子，随着肥胖时间的延长，肥胖会导致儿童的骨龄提前，骨骺会提前闭合，导致身高的生长速率减缓，提前透支其生长潜力，影响其最终身高。所以肥胖的孩子一定要每年监测骨龄，督促孩子运动，控制饮食，以免因为肥胖影响孩子的身高增长。

肥胖会给孩子健康带来哪些危害

① 易患糖尿病、高血压、高脂血症等疾病。

② 易患呼吸道疾病。肥胖儿童胸壁脂肪堆积，影响肺通气功能，使呼吸道抵抗力降低，易患呼吸道疾病。

③ 性早熟。体脂增多可引起下丘脑－垂体－性腺轴过早启动，使性腺发育并分泌性激素，导致性早熟。

④ 易出现骨骼畸形。人体脊柱和足弓是有弹性的，过度增加的体重对脊椎形成超负荷压迫，会导致脊柱及关节变形。

⑤ 易出现抑郁、自卑、性格内向等心理问题。

特色推拿疗法

基本手法

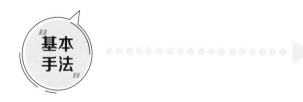

1. 揉腹

【方法】顺时针揉腹，然后叠掌置于上腹部，与腹正中线垂直，以掌根用力将腹部组织推向对侧，再用手指拨回，手掌与手指交替推按，并逐渐向下移动，反复操作 3 ~ 5 次。

2. 点按中脘、梁门、天枢、关元穴，提捻腹部

【方法】用拇指或中指点按中脘、梁门、天枢、关元穴各 30 ~ 50 次；再用双手拇指与食、中二指相对，从右侧带脉穴提捻腹部皮肤至左侧带脉穴，反复操作，以局部微红为度。

【位置】中脘在肚脐上 4 寸（大约在胸骨下端与肚脐连线的中点）；梁门在肚脐上 4 寸，旁开 2 寸；天枢在肚脐旁开 2 寸；关元在脐下 3 寸。带脉在侧腹部，第十一肋端下方垂线与脐水平的交点上。

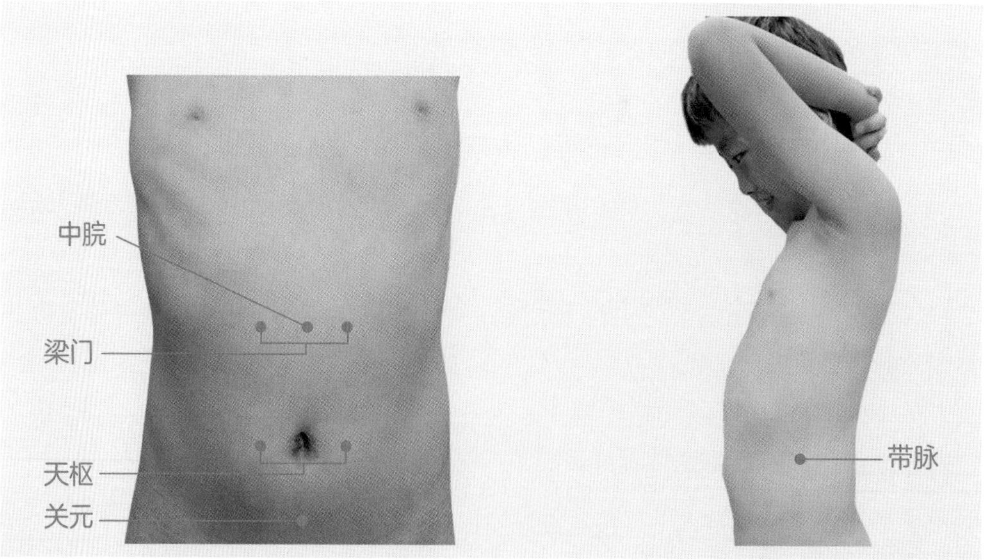

3. 拿揉上下肢，点按曲池、合谷、足三里、丰隆穴

【方法】拇指与其他四指相对，拿揉上、下肢各 3 ~ 5 分钟；再用拇指点按曲池、合谷、足三里、丰隆穴各 30 ~ 50 次。

【位置】曲池在肘横纹外侧端；合谷在手背，第一、二掌骨之间；足三里在外膝眼下 3 寸；丰隆在小腿外侧中间，外踝尖上 8 寸。

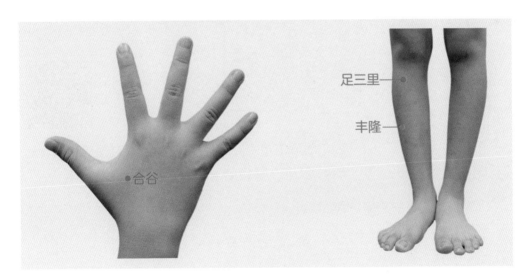

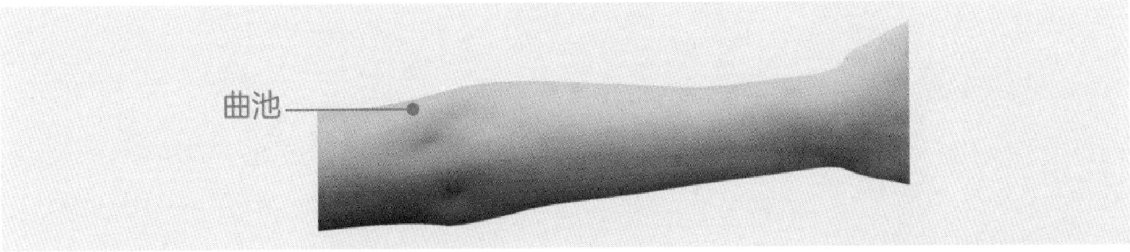

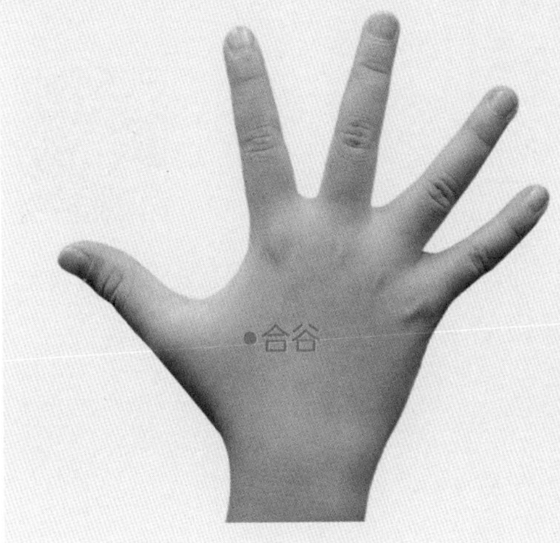

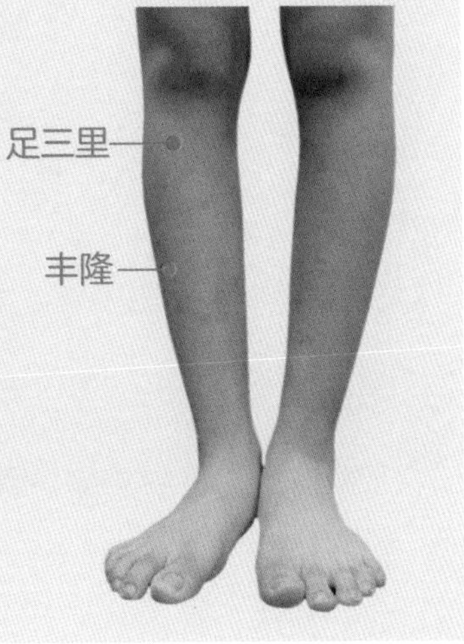

4. 按揉肝俞、脾俞、肾俞、大肠俞，捏脊

【方法】用双手拇指按揉两侧肝俞、脾俞、肾俞、大肠俞各 30 ~ 50 次；然后再从下向上捏脊 6 ~ 9 遍。

【位置】肝俞在第九胸椎棘突下，旁开 1.5 寸；脾俞穴在第十一胸椎棘突下，旁开 1.5 寸；肾俞穴在第二腰椎棘突下，旁开 1.5 寸；大肠俞在第四腰椎棘突下，旁开 1.5 寸。

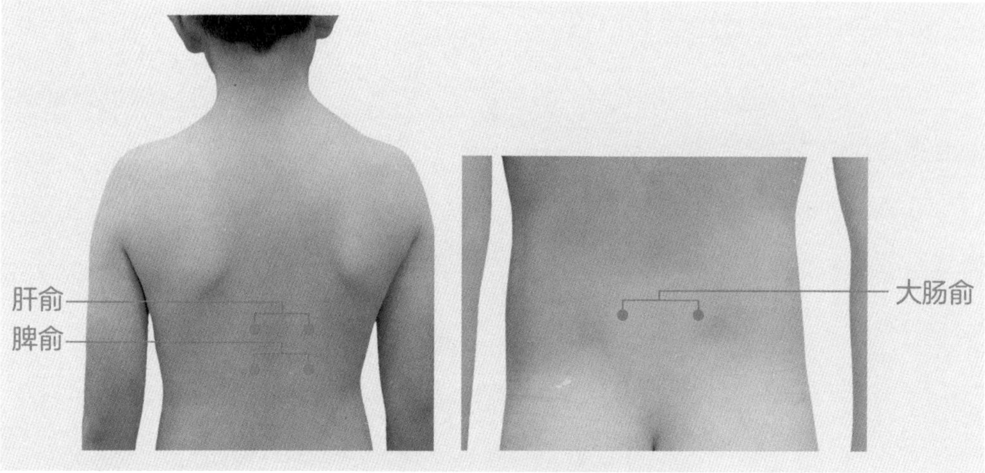

根据孩子年龄大小，上述每一步手法分别操作 1 ~ 3 分钟（建议 3 岁以内 1 分钟左右，3 ~ 6 岁 2 分钟左右，6 岁以上 3 分钟）。

加减手法

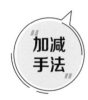

1．吃得不多但是很胖，不爱运动，易疲劳

加补脾经，运内八卦，点揉气海

【方法】一手握住孩子手掌，另一手拇指顺时针旋推拇指指腹 200 ~ 300 次，为补脾经；拇指自小鱼际向大鱼际方向画圆，运内八卦 200 ~ 300 次；再用拇指或食、中二指点揉气海 100 ~ 200 次。

【位置】脾经在拇指指腹；内八卦位于以手掌中心（内劳宫）为圆心，圆心至中指根距离 2/3 为半径的圆周；气海穴位于下腹部，前正中线上，肚脐下 1.5 寸。

2．多食易饥，身热多汗，口臭口苦，舌红，苔黄腻

加清胃经，清大肠，按揉板门，点按胃俞、大肠俞

【方法】拇指沿大鱼际桡侧缘从掌根向指根方向推 100 ~ 300 次，即清胃

经；用食、中两指自指根向指尖方向推孩子食指桡侧 200 ~ 300 次，即为清大肠；拇指按揉板门 200 ~ 300 次；再用两拇指点揉两侧胃俞、大肠俞各 30 ~ 50 次。

【位置】胃经在大鱼际桡侧缘赤白肉际（掌骨下方皮肤颜色深浅交界处）；大肠经在食指桡侧缘，自指尖到指根；板门即手掌大鱼际处；胃俞位于第十二胸椎棘突下，旁开 1.5 寸；大肠俞位于第四腰椎棘突下，旁开 1.5 寸。

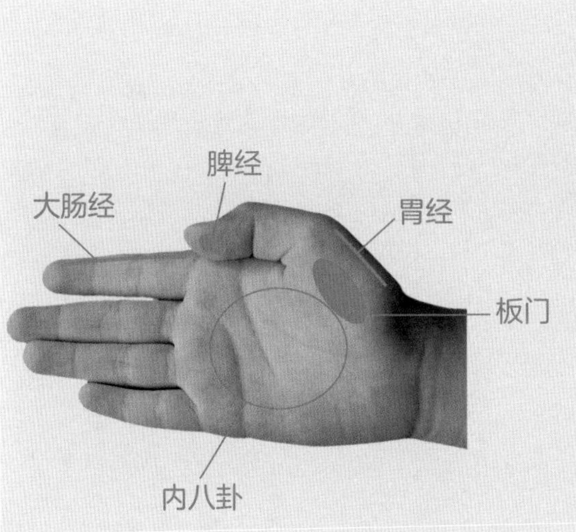

脾经、内八卦、胃经、大肠、板门

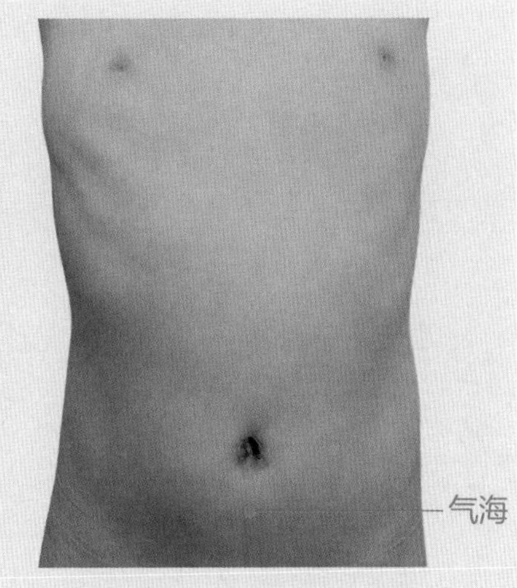

气海

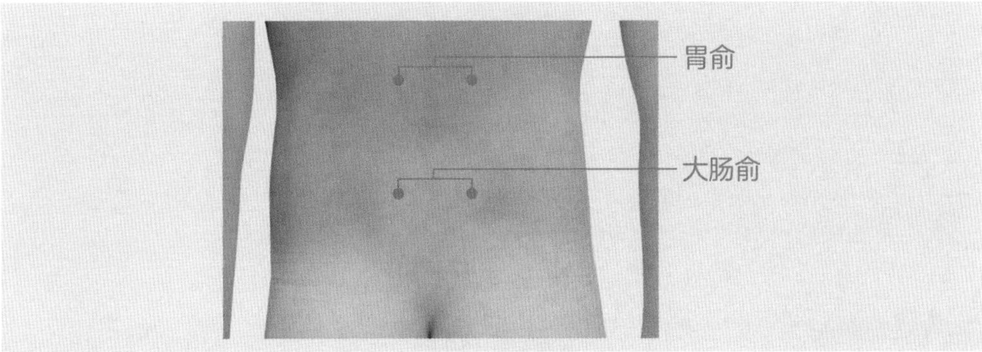

胃俞、大肠俞

如何帮助孩子控制体重

（1）不要暴饮暴食，以免孩子食量越来越大。坚持定时定点进餐，两顿饭的间隔可以让孩子吃些水果，或者在吃饭前让孩子喝蔬菜汤，这样避免可进食过多。

（2）坚持低脂肪、低糖、高蛋白的饮食，多吃蔬菜和粗粮，少吃油炸、含糖量高的食物，还应控制孩子零食及饮料的摄入。不要让孩子在晚上9点后吃东西，因为离睡觉时间很近，胃无法充分消化食物，除了长胖还会影响睡眠质量。

（3）家长应该调动孩子的运动积极性，带他做一些他喜欢并容易坚持的运动，比如打球、跳绳、游泳等，每次运动时间不要太长，逐渐增加，可以从几分钟过渡到十几分钟再到半个小时，一天多做几次，不然超出孩子能力范围，会产生抵触心理。

多汗症

小儿出汗多并不等同于多汗症。小儿多汗指小儿在安静状态下，日常环境中，全身或身体某一部位出汗过多，甚至大汗淋漓，或者夜晚睡觉时大量出汗的情况，多发生于 5 岁以下小儿。而因天气炎热、衣物过厚、吃了热的或辣的食物、受惊吓刺激等造成的短时间汗出过多，是机体的一种自我调节，属于生理性出汗，不需要治疗。

小儿多汗是缺钙吗

孩子出汗多不仅仅是缺钙引起。大多数小儿多汗为生理性，因为小儿代谢旺盛，活泼多动，出汗比成人多。此外，穿衣过多、盖被过厚、室温过高、给小儿吃过热的奶或其他饮食等有明显诱因的出汗均为正常现象，补充水分即可。而如果睡觉时出汗较多，且伴有夜惊、枕秃、出牙晚等症状，可能是缺钙的表现，需及时补充维生素 D 及钙剂，并经常晒太阳。

为什么孩子睡着后会大量出汗

婴幼儿正处于生长发育的快速阶段，新陈代谢要比成人旺盛，而且婴幼儿的皮肤含水量较多，皮肤表层血管丰富，所以由皮肤蒸发的水分也多。另外，汗腺的分泌是由自主神经来调节的，婴幼儿的神经内分泌调节功能尚未发育完善，大脑皮层对自主神经的调节功能较差，即使在晚上睡眠时，自主神经依然处于兴奋状态，所以这也是为什么宝宝在睡着以后仍汗多的原因。

一般睡眠时的出汗在入睡后即开始，1 ~ 2 小时之后进入深睡眠，汗会慢慢减少。随着宝宝神经系统逐渐发育完善，这种出汗的现象就会好转。

特色推拿疗法

基本手法

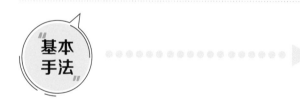

1. 补肾经，揉二马、肾顶、合谷穴

【方法】用食、中两指从孩子小指指根向指尖方向推 200 ~ 300 次，即补肾经；再用拇指按揉二马、肾顶、合谷穴各 30 ~ 50 次。

【位置】肾经在小指掌面，自指尖至指根成一直线；二马在手背，第 4、5 掌指关节后方，两掌骨间凹陷中；肾顶位于小指顶端；合谷位于手背，第 1、2 掌骨之间。

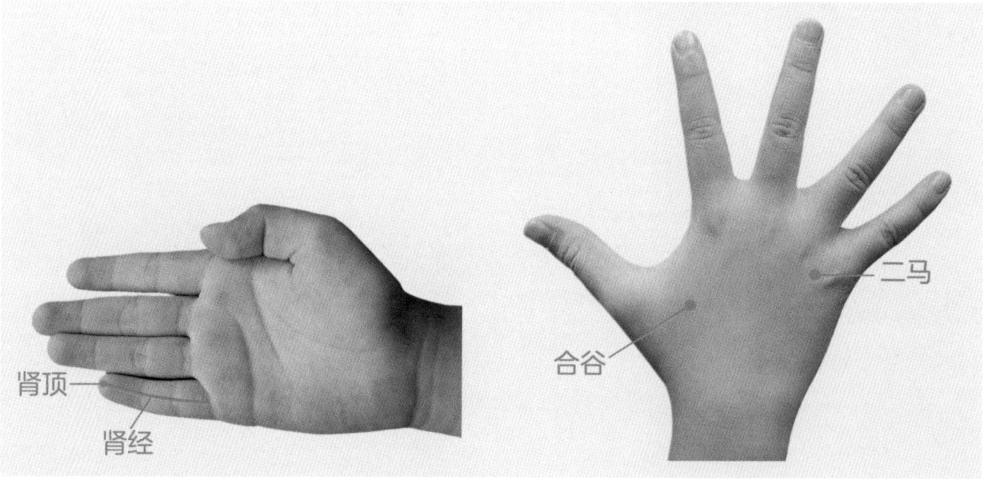

2. 摩腹，点按气海、关元穴

【方法】搓热双手，用掌心沿顺时针方向在腹部环形摩动 100 ~ 200 次；再用食、中二指分别点按气海、关元穴 30 ~ 50 次。

【位置】气海在肚脐下 1.5 寸；关元在肚脐下 3 寸。

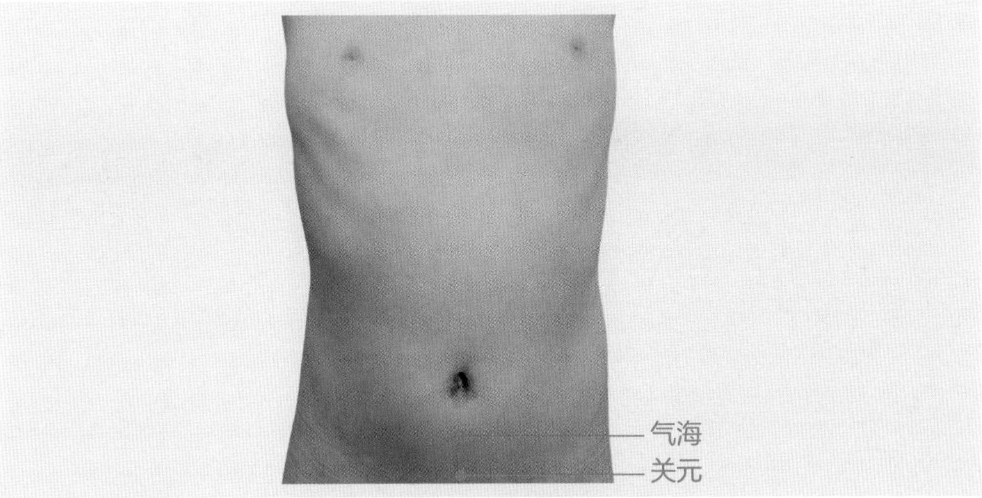

3．点揉阴陵泉、三阴交、复溜穴，搓双侧涌泉穴

【方法】用拇指点揉阴陵泉、三阴交、复溜穴各 30 ~ 50 次；再用掌根或小鱼际搓双侧涌泉穴，以透热为度。

【位置】阴陵泉在小腿内侧上端的凹陷中；三阴交在内踝上 3 寸；复溜在内踝上 2 寸稍后方；涌泉在足底，第二、三跖趾缝纹头端与足跟连线前 1/3 与中 1/3 交界处的凹陷中。五个足趾屈曲，足底掌心前面正中凹陷处即是。

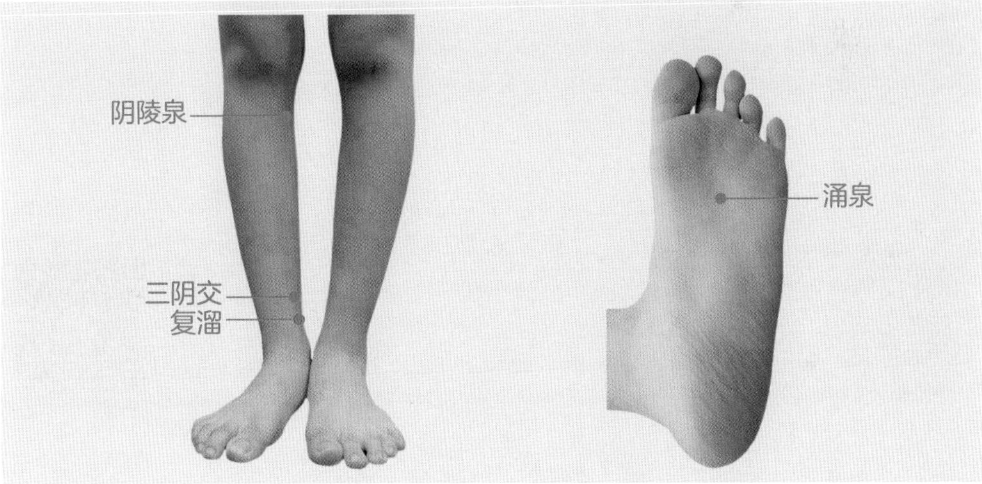

4．提捻督脉，轻刺激，从上至下点压华佗夹脊穴

【方法】用拇指与食、中二指相对，在背部正中从上至下提捻督脉 3 ~ 5 遍；

再用拇指从上至下点压华佗夹脊穴 10 ~ 20 次。

【位置】华佗夹脊穴在第一胸椎至第五腰椎，各椎体棘突下旁开 0.5 寸。

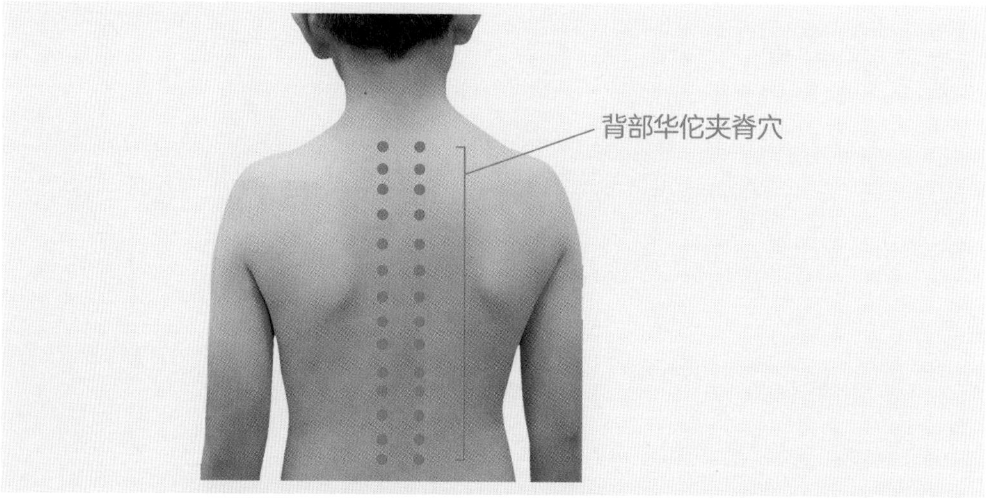

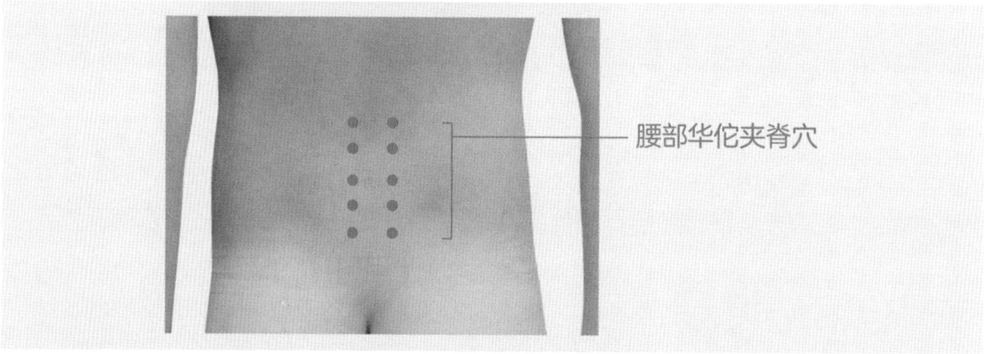

根据孩子年龄大小，上述每一步手法分别操作 1 ~ 3 分钟（建议 3 岁以内 1 分钟左右，3 ~ 6 岁 2 分钟左右，6 岁以上 3 分钟）。

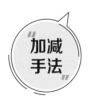

加减手法

1．以头部和手心出汗为主，口臭，小便黄、大便干

加清天河水、清肝经、清胃经、清小肠

【方法】一手握住孩子手腕，用另一手食、中两指沿前臂内侧正中向上推腕横

纹至肘横纹 100 ~ 300 次，即清天河水；用食、中二指在孩子食指掌面自指根向指尖推 100 ~ 300 次，为清肝经；用拇指端沿大鱼际桡侧缘从掌根向指根方向推 100 ~ 300 次，为清胃经；一手固定孩子小指，另一手食、中两指沿小指尺侧从指根推向指尖 100 ~ 300 次，为清小肠。

【位置】天河水在前臂内侧正中，腕横纹至肘横纹成一直线；肝经在食指掌面指根到指尖；胃经在大鱼际桡侧缘赤白肉际（掌骨下方皮肤颜色深浅交界处）；小肠经在小指尺侧缘，从指根到指尖成一直线。

2．活动后明显汗出较多，反复感冒，易疲劳

加补肺经、补脾经，按揉肺俞、脾俞、足三里

【方法】一手固定孩子无名指，另一手食、中两指沿无名指掌面自指尖推向指根 100 ~ 300 次，为补肺经；一手握住孩子手掌，另一手拇指顺时针旋推拇指指腹 200 ~ 300 次，为补脾经；用双手拇指按揉双侧肺俞、脾俞、足三里各 30 ~ 50 次。

【位置】肺经在无名指掌面指根到指尖；脾经在拇指指腹；肺俞位于第三胸椎棘突下旁开 1.5 寸；脾俞位于第十一胸椎棘突下旁开 1.5 寸；足三里位于外膝眼下 3 寸，距胫骨前缘约一横指。

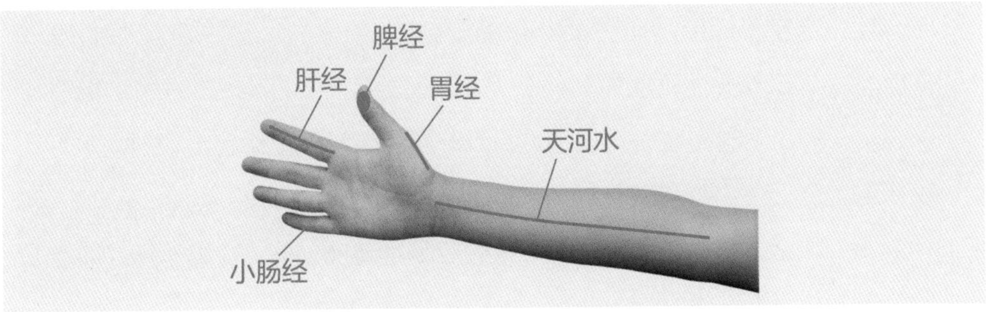

天河水、肺经、胃经、小肠经、脾经

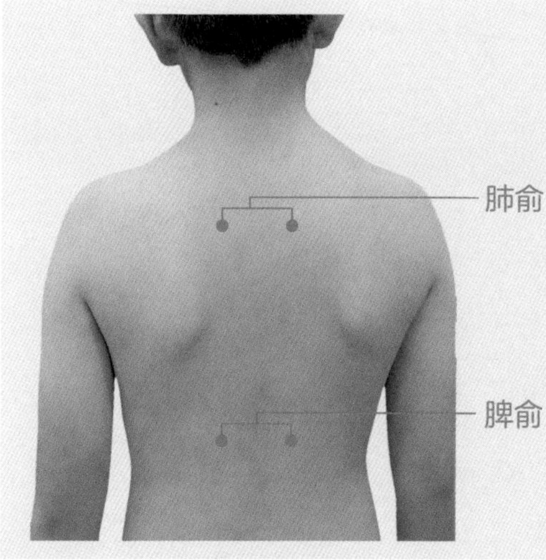

肺俞、脾俞

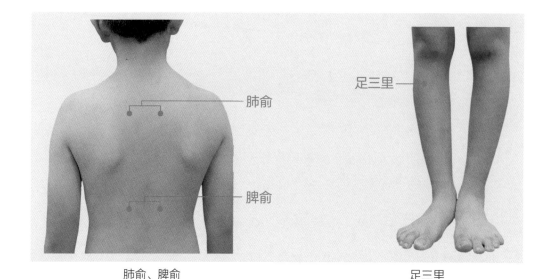

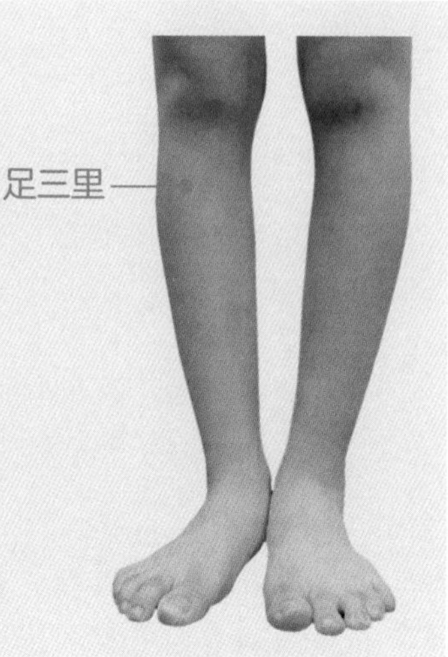

足三里

多汗的家庭护理

（1）宝宝皮肤娇嫩，出汗后，父母应及时给宝宝擦干身体，重点擦拭颈部、腋窝、腹股沟等皮肤皱褶多的部位。拭汗用柔软干毛巾或纱布，勿用湿冷毛巾，以免受凉。勤给宝宝洗澡，并更换贴身衣物。

（2）宝宝出汗后，家长需要及时给宝宝补充水分，最好喂点淡盐水，浓度为每 500 毫升温开水放 2 ~ 3 克盐，因为宝宝出汗与成人一样，除了失去水分外，同时失去一定量的钠、氯、钾等电解质。给宝宝喂淡盐水可以补充水分及钠、氯等盐分，维持体内电解质平衡，避免脱水。

（3）饮食要均衡，荤素搭配，平时应尽量清淡一些，少吃辛辣、煎炸的食物。

（4）睡觉前避免孩子过度兴奋，可以安排比较安静的活动，如听音乐、讲故事，给孩子换上吸汗的棉质内衣，被子不要盖得太厚重。

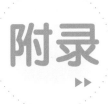

附录 儿童常用穴位图谱

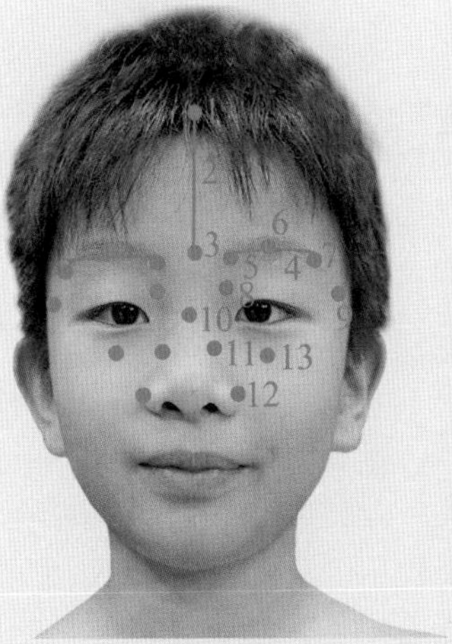

1. 上星
2. 天门
3. 印堂
4. 坎宫
5. 攒竹
6. 鱼腰
7. 丝竹空
8. 睛明
9. 太阳
10. 山根
11. 鼻通
12. 迎香
13. 四白

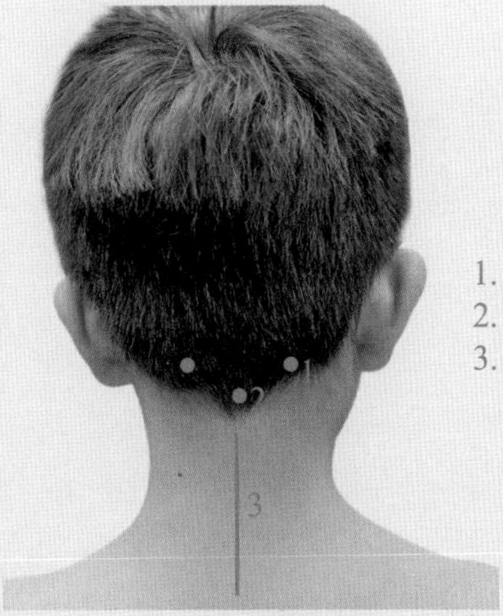

1. 风池
2. 风府
3. 天柱骨

1. 膻中
2. 上脘
3. 中脘
4. 天枢
5. 气海
6. 关元
7. 中极
8. 肚角

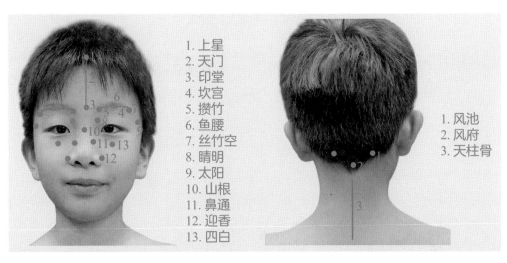

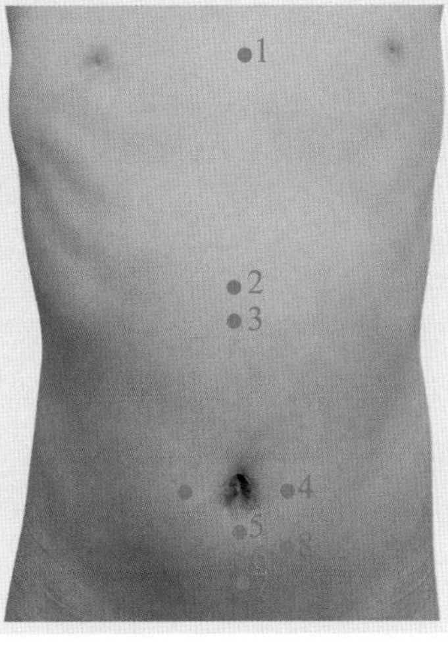

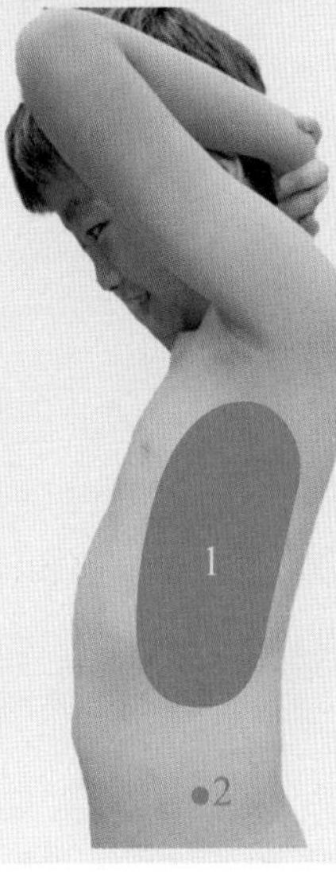

1. 胁肋
2. 带脉

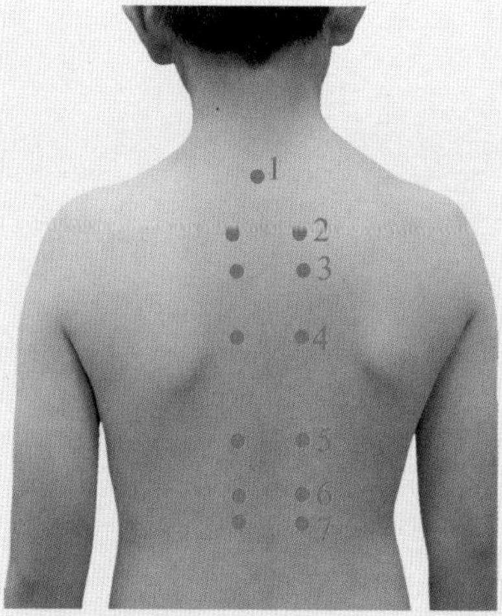

1. 大椎
2. 风门
3. 肺俞
4. 心俞
5. 肝俞
6. 脾俞
7. 胃俞

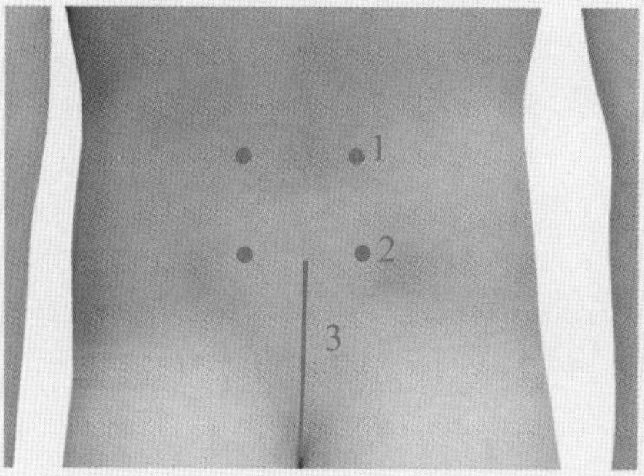

1. 肾俞
2. 大肠俞
3. 七节骨

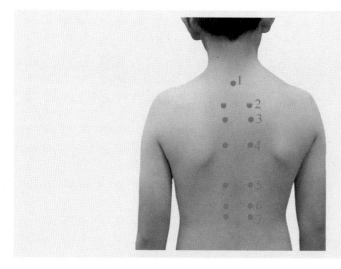

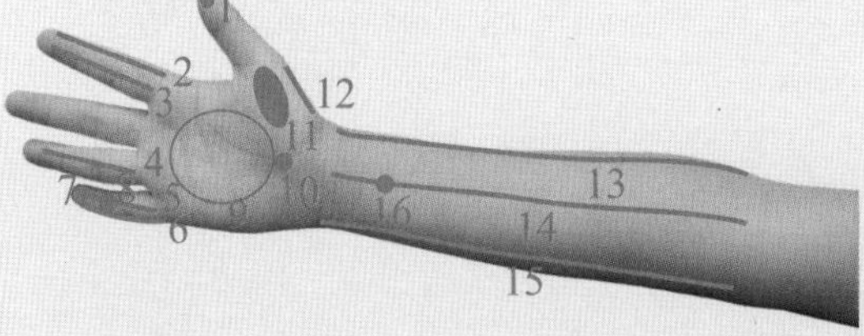

1. 脾经
2. 大肠经
3. 肝经
4. 肺经
5. 肾经
6. 小肠经
7. 肾顶
8. 遗尿点
9. 内八卦
10. 小天心
11. 板门
12. 胃经
13. 三关
14. 天河水
15. 六腑
16. 内关